Wirkungen des funktionellen Nachvollzugs physiologischer Gesangsstimmen auf die Qualität der Sprechstimme

HALLESCHE SCHRIFTEN ZUR SPRECHWISSENSCHAFT UND PHONETIK

Herausgegeben von
Lutz Christian Anders, Ines Bose, Ursula Hirschfeld,
Eva-Maria Krech, Baldur Neuber und Eberhard Stock

Band 44

PETER LANG
EDITION

Ulrike Nespital

Wirkungen des funktionellen Nachvollzugs physiologischer Gesangsstimmen auf die Qualität der Sprechstimme

PETER LANG
EDITION

Bibliografische Information der Deutschen Nationalbibliothek
Die Deutsche Nationalbibliothek verzeichnet diese Publikation in der Deutschen Nationalbibliografie; detaillierte bibliografische Daten sind im Internet über http://dnb.d-nb.de abrufbar.

Zugl.: Halle-Wittenberg, Univ., Diss., 2012

3
ISSN 1437-3890
ISBN 978-3-631-62616-0 (Print)
E-ISBN 978-3-653-02011-3 (E-Book)
DOI 10.3726/978-3-653-02011-3

Peter Lang Edition ist ein Imprint der Peter Lang GmbH.

Peter Lang – Frankfurt am Main · Bern · Bruxelles · New York · Oxford · Warszawa · Wien

www.peterlang.de

Inhaltsverzeichnis

Abbildungsverzeichnis

Tabellenverzeichnis

1. Einleitung

In der vorliegenden Dissertation steht das Phänomen des funktionellen Nachvollzugs der physiologischen Gesangsstimme im Vordergrund. Es geht um das körperliche Nachempfinden beim Hören der physiologischen klassischen Gesangsstimme. Das bedeutet, dass beim Hören innerlich sowohl die anatomische Einstellung der Artikulationsorgane als auch die bei diesem Gesang vollzogenen Bewegungen nachempfunden werden. Untersucht wird der Effekt im Hinblick darauf, ob sich diese physiologisch nachempfundene Einstellung auch beim Hörer einstellt und sich somit positiv auf dessen Stimmgebung auswirkt. Da dieser Effekt in der Literatur keine einheitliche Bezeichnung findet, wird in der vorliegenden Arbeit der besonders in der Sprechwissenschaft geläufige Begriff *Funktioneller Nachvollzug* verwendet, auf dessen Bedeutsamkeit, gerade im Hinblick auf eine ganzheitliche Therapie von Sprache und Stimme schon Prof. Dr. phil habil. Hans Krech, Leiter des Instituts für Sprechkunde und Phonetische Sammlung der Martin-Luther-Universität Halle-Wittenberg, in der Zeit von 1952 bis 1961, hingewiesen hat.

Allgemein bezeichnet der funktionelle Nachvollzug das körperliche Nachempfinden von Bewegungen und Sinneseindrücken im Sinne von Empathie und Nachahmung. Wissenschaftler und Pädagogen sind sich einig, dass der funktionelle Nachvollzug jeglicher wahrgenommener Bewegungen bei jedem Menschen, mehr oder weniger ausgeprägt, stattfindet. Besonders in der Sprecherziehung oder im Gesangsunterricht vertrauen Lehrer darauf, dass ihre Schüler die von ihnen vorgeführten Übungen durch Beobachten, Nachempfinden und Nachahmung richtig umsetzen. Obwohl dies eine bekannte und gebräuchliche Methode ist, wurden dennoch bisher kaum wissenschaftlich fundierten Studien und nur wenige Theorien dazu veröffentlicht.

Im Rahmen der Diplomarbeit der Verfasserin (vgl. Nespital 2008) wurde eine Pilotstudie zu diesem Thema durchgeführt, welche den funktionellen Nachvollzug der physiologischen und unphysiologischen Gesangsstimme bei zehn männlichen Probanden mit funktionellen Stimmstörungen untersuchte. Trotz der geringen Probandenzahl stellte sich bei der auditiven Stimmanalyse heraus, dass die jeweilige Stimmgebung der Probanden nach dem Einfluss der physiologischen und unphysiologischen Gesangsstimme entsprechende signifikante Veränderungen bei bestimmten Stimmmerkmalen aufwiesen. Demnach verschlechterte sich die Stimmgebung der Probanden nach dem Einfluss der unphysiologischen, verbesserte sich aber nach dem Hören der physiologischen Gesangsstimme.

In der vorliegenden Arbeit wurde an diesen Nachweis des funktionellen Nachvollzugs angeknüpft, um die Ergebnisse im Rahmen einer vergrößerten Studie zu etablieren und die Möglichkeiten für die Stimmtherapie abzuwägen, zu diskutieren und auszubauen. Die Arbeit gliedert sich in einen theoretischen und einen empirischen Teil. Der erste Teil beinhaltet sowohl die Auseinandersetzung mit Aspekten der Wahrnehmung und der Nachahmung, welche die Voraussetzungen für den funktionellen Nachvollzug bilden, als auch die Darstellung verschiedener Theorien zur Einfühlung und Gefühlsübertragung. Diese werden diskutiert und mit dem funktionellen Nachvollzug der physiologischen Gesangsstimme in Zusammenhang gebracht. Ebenso wird auf die charakteristischen Merkmale einer physiologisch gesunden und einer funktionell gestörten Stimmgebung sowie auf Therapiemöglichkeiten funktioneller Stimmstörungen eingegangen. Da die Zusammenhänge von Musikalität zur vorliegenden Untersuchung herausgefunden werden sollen, stellt der theoretische Teil außerdem wichtige Aspekte der Verarbeitung, Entwicklung und Empfindung von Musik sowie der Musikalität allgemein und deren Testmöglichkeiten dar. Dabei wird sowohl auf psychische und körperliche Wahrnehmungsprozesse beim Musikhören als auch auf Wertehaltungen in der Musik eingegangen.

Da die abgeschlossene Diplomarbeit der Verfasserin (Nespital 2008) ebenfalls Überlegungen zu theoretischen Ansätzen des funktionellen Nachvollzugs enthielt, fließen die Resultate dieser Überlegungen in die vorliegende Arbeit ein. In der Einleitung der jeweiligen Hauptkapitel wird auf diese Quelle verwiesen. Es wird darauf verzichtet, diesen Quellenverweis auch bei Passagen der Unterkapitel anzugeben.

Der empirische Teil der vorliegenden Arbeit besteht aus der Untersuchung des funktionellen Nachvollzugs der physiologischen Gesangsstimme bei 90 männlichen und weiblichen Probanden verschiedener Zielgruppen. Diese setzen sich aus Stimmstörungsprobanden und -probandinnen, Normalprobanden und -probandinnen (Kontrollgruppe) und Musikstudenten und -studentinnen (jeweils 30 Personen pro Gruppe) zusammen. Dabei wird zunächst auf die Konzeption eingegangen. Anschließend werden die Auswertungen von Fragebogen und Musikalitätstest dargestellt, deren Korrelationen zueinander im Kapitel 14 dargestellt werden. Infolgedessen werden die Ergebnisse der auditiven und akustischen Stimmanalyse der Vorher- und Nachher-Aufnahmen präsentiert und diskutiert. Aufgrund der Bestätigung vieler aufgestellter Hypothesen und Erwartungen endet die vorliegende Arbeit mit einem von der Verfasserin neu konzipierten Therapiekonzept für Patienten und Patienten und Patientinnen mit funktionellen Stimmstörungen, welches den funktionellen Nachvollzug von physiologischen Gesangsstimmen als therapeutische Methodik in den Mittelpunkt stellt.

A. Theoretischer Teil

2. Wahrnehmung

Wahrnehmung ist Grundlage der menschlichen Erkenntnis. Der Mensch ist von Geburt an den Reizen seiner Umgebung und Mitmenschen ausgesetzt. Aus der Vielzahl von Reizen, die auf ihn einwirkt, wählt er einige für ihn wichtige Reize aus, kategorisiert und bewertet (evaluiert) diese (vgl. Asanger / Wenninger 1988, 833).

Die hier beschriebene Untersuchung bezieht sich auf die auditive Wahrnehmung. Im Mittelpunkt steht die Wahrnehmung der menschlichen Gesangsstimme, speziell der physiologischen Gesangsstimme eines Tenors. Der hier untersuchte funktionelle Nachvollzug basiert grundlegend auf den Sinneswahrnehmungen des Hörens und Fühlens, dem unmittelbaren Nachempfinden des Gehörten mit dem gesamten Körper. Dabei liegt der Fokus besonders auf den Artikulationsorganen des Menschen. Um diese Art des Nachempfindens greifbar machen zu können, werden im Folgenden wichtige Aspekte der menschlichen Wahrnehmung erläutert (vgl. Nespital 2008, 7-11).

2.1 Definitionen und Funktionen der Wahrnehmung

Der Begriff *Wahrnehmung* umfasst zwei verschiedene Aspekte. Zum einen beschreibt er den Prozess des Wahrnehmens, zum anderen das Ergebnis dieses Prozesses. „Ausgangspunkt der W. [Wahrnehmung] sind sensorische Phänomene, die durch Reizung der Sinnesorgane zustande kommen“ (Asanger / Wenninger 1988, 833). Somit nimmt der Mensch mit seinen Sinnen (Hör-, Riech-, Seh-, Tast- und Geschmackssinn) Dinge, Personen und Ereignisse wahr. Diese wahr genommenen Eindrücke werden vom Menschen unmittelbar als wirklich erlebt. Somit ist Wahrnehmung im Unterschied zu kognitiven Prozessen unmittelbar und gegenwärtig (vgl. ebd.). Während der Mensch wahrnimmt, lenkt er seine Aufmerksamkeit „nur auf diejenigen Parameter der Sinneseindrücke“ (Goldhan 2000, 175), welche für ihn einen Informationswert haben. „Ein charakteristisches Merkmal der W. ist demzufolge ihre Selektivität“ (Asanger / Wenninger 1988, 833). Der Mensch beobachtet, diagnostiziert, beurteilt und korrigiert nur Dinge, die er kennt, die er denkt und die er erwartet. Dieser Vorgang, welcher meist unbewusst stattfindet, wird als Einschränkung der Wahrnehmung bezeichnet (vgl. Goldhan 2000, 175f.). Was der Mensch wahrnimmt, hängt nicht ausschließlich von den Umweltreizen, sondern auch von den erlebten Erfahrungen, den persönlichen Einstellungen, Erwartungen und Bedürfnissen ab. Das Ergebnis der Wahrnehmung kommt demzufolge durch das Zusammenwirken von

Umweltreizen und den im Langzeitgedächtnis gespeicherten Erfahrungen zustande (vgl. Asanger / Wenninger 1988, 833). Wahrnehmung wird ebenso als „Perzeption" (Dorsch 1994, 864), ein Vorgang der Reizverarbeitung, beschrieben, dessen Ergebnis ein Abbild objektiv-realer Umwelt und der eigenen Person (Innenwelt) ist (vgl. ebd.). Während seiner Wahrnehmung durchläuft der Mensch einen Erkenntnisprozess, der im weiteren Sinne Vorstellungen, Vergegenwärtigtes und Nachbilder miteinschließt. Wahrnehmung ist immer an ein Erleben gebunden.

> „Wahrnehmungsfähigkeiten des Organismus liegen nicht in konkreten, anatomischen Teilen des Körpers, sondern in Systemen mit ineinandergeschachtelten Funktionen." (Gibson 1986, 62).

Demnach ist Wahrnehmung immer ein gesamtkörperlicher Prozess (vgl. ebd.).
In der Literatur wird zwischen der sozialen Wahrnehmung und der psychologischen Wahrnehmung unterschieden. Die soziale Wahrnehmung bezieht das Denken, die äußeren Einflüsse auf Gedächtnisinhalte und Persönlichkeitsmerkmale mit ein, während die Wahrnehmungspsychologie besonders die Empfindungen meint. Diese sind immer von inneren Zuständen wie Erwartungen, Sättigung und Erfahrungen sowie der Situation allgemein abhängig. Wahrnehmung entwickelt sich fortwährend weiter und ist somit ein dynamischer Prozess (vgl. ebd., 864f.).

Eine einheitliche und eindeutige Definition des Begriffs *Wahrnehmung* ist in der Literatur nicht zu finden. Da Gefühle und Gedanken eng mit der Wahrnehmung zusammenhängen und sich gegenseitig bedingen, sind die Übergänge zum Fühlen und Denken fließend. Somit sind Wahrnehmungen immer Auslöser von etwas sich Entwickelndem. Es folgen Interpretationen, Bewertungen, Empfindungen, Vorstellungen oder andere Gedankengänge (vgl. ebd.). Schurian bezeichnet Wahrnehmungen als „Widerspiegelungen" (1986, 28) und beschreibt die Definition und Funktion von Wahrnehmungen als ein „psychisches Ereignis, bei dem sich die unterschiedlichen Bewegungen auf sich überlappenden Darbietungsebenen begegnen, um neue gemeinsame Bewegung zu bilden, welche vom Bewusstsein in andere Wahrnehmungsbereiche integriert werden kann" (ebd.).
Beim Menschen können unterschiedliche Wahrnehmungen zur gleichen Zeit ablaufen, weil das Gehirn mehrspurig vernetzt ist. Zum Beispiel können beim Hören einer Symphonie das Gehirn und der gesamte Körper involviert sein: Die Musik wird kognitiv verarbeitet, sie löst aber gleichzeitig auch Emotionen im Kopf aus. Auf diese reagiert wiederum der Körper (z.B. durch Gänsehaut). Auch wenn der Mensch beim Hören eines Musikwerkes mit seiner Aufmerksamkeit bei anderen Gedanken ist, kann er mit allen Sinnen gleichzeitig wahrnehmen. Vielleicht ist dies sogar für eine uneingeschränkte Wahrnehmung nötig. Auch

wenn sich der Hörer im Konzertsaal nur auf die Musik konzentrieren will, ist er trotzdem abgelenkt und beeinflusst von anderen Faktoren wie dem Sitznachbarn (z.B. dessen Geruch, Aussehen) oder den erlebten Geschehnissen des Tages. Der Mensch kann somit vielschichtig wahrnehmen, ohne dass jeder Sinn gleichzeitig und gleichwertig präsent ist (vgl. ebd., 143f.). Nach Spiecker-Henke erfolgt Wahrnehmung insgesamt über unbewusstes Lernen im Sinne von kreativem Experimentieren mit Dingen und durch bewusstes Lernen im Sinne von fokussiertem Vorgehen (vgl. Spiecker-Henke 2006, 75).

2.2 Wahrnehmung des Ästhetischen

Da es sich in der vorliegenden Arbeit um die Wahrnehmung der physiologischen und somit einer ästhetischen Gesangsstimme handelt, soll im Folgenden auf den Begriff der Ästhetik und die Wahrnehmung von Ästhetik eingegangen werden.

Der heutige Begriff der Ästhetik (griech. *aísthesis*, „Wahrnehmung") hat seine Ursprünge in der griechischen Antike bei Philosophen wie Heraklit (um 480 v. Chr.) und Aristoteles (384-322 v. Chr.) (vgl. Matthies 1988, 22). Später spielte der Begriff *Ästhetik* im 18. Jahrhundert eine wichtige Rolle. Hegel beschrieb das Ästhetische als Philosophie der Kunst und meinte damit die Kunst des Schönen. Daraufhin wurde die Ästhetik weiter als die Theorie des Schönen präzisiert und somit etwas distanzierter vom Kunstbegriff betrachtet. Im Laufe der Zeit kamen auch weitere Kategorien hinzu, welche das Ästhetische nicht nur auf das Schöne beschränkten, sondern um die Theorie des Erhabenen, des Hässlichen, des Grotesken und weiterer Bereiche erweiterten (vgl. Kutschera 1998, 1).

Nach Kutschera wird zwischen der allgemeinen und der speziellen Ästhetik unterschieden, wobei beide Kategorien nicht eindeutig voneinander abgegrenzt werden können. Die allgemeine Ästhetik beinhaltet die Philosophie der Kunst, welche alle Kunstrichtungen und -gattungen wie die bildenden Künste (Malerei, Plastik, Architektur u.a.), Dichtung, Schauspiel, Musik, Tanz, sowie niedere Künste (Ornamentik, Kunsthandwerk, Film u.a.) miteinschließt. Diese einzelnen Kunstrichtungen werden jeweils als spezielle Ästhetik definiert (vgl. ebd., 3ff.). „Wer künstlerisch tätig ist, ästhetische Praxis betreibt, hat eine Vorstellung von Schönheit, hat Schönheit im Sinn." (Matthies 1988, 38).

Schurian, der das Ästhetische als die Wahrnehmung des Schönen bezeichnet, definiert das Ästhetische als „Ankerpunkte, an denen sich die menschliche Wahrnehmung festmachen lassen kann." (Schurian 1986, 19). Es bezieht sich einerseits auf Wahrnehmungen und Gestaltungen des Empfindens, Verhaltens und Verlangens, aber auch auf die Kunst, den Alltag und die Umwelt. Auch eigene Vorstellungen, Planungen und Tätigkeiten werden vom Menschen als ästhetisch bewertet. Im Ästhetischen kann sich der Mensch identifizieren und wiedererkennen, Halt finden und genießen. Das Ästhetische im Sinne des Schönen löst Gefühle im Menschen aus (vgl. ebd., 17ff.).

Ästhetische Wahrnehmungen sind ohne Gefühle undenkbar. Sie äußern sich durch spontane Körperreaktionen, ohne dass der Verstand aktiviert wird und „ermöglichen Lernen mit anderen Mitteln als nur Worten“ (ebd., 144). Gefühle sind demnach ein wesentliches Mittel des Erkennens und verbinden die Ästhetik mit den Mitmenschen, den Objekten und den Geschehnissen der Gesellschaft (vgl. ebd., 143f.).

Eine besondere Rolle wird in diesen Ausführungen die Wahrnehmung der ästhetischen Gesangsstimme im Sinne von Schönheit der Stimme einnehmen. Ebenso wie alle Kunstrichtungen ist aber auch die Ästhetik der Gesangsstimme eine Frage der persönlichen Vorlieben und des Kulturkreises. Da viele Kulturen der Welt verschiedene Auffassungen von der Schönheit der Gesangsstimme vertreten, gibt es kein einheitlich-gültiges Kriterium, welches die Ästhetik der Gesangsstimme festmachen lässt. Wichtig ist eine Unterscheidung zwischen der physiologischen Intaktheit und der Schönheit der Stimme. So bemerken Husler und Rodd-Marling: „Eine Stimme könne nämlich schön sein und dennoch nicht >>gut<<, nicht gesund und umgekehrt“ (2003, 123, Zeichen im Orig.). Demnach lässt sich die Güte der physiologischen Stimme objektiv und die Schönheit einer Stimme subjektiv beurteilen. Die Wirkung und Nicht-Wirkung einer ästhetischen Gesangsstimme ist abhängig von der persönlichen Ausstrahlung, der Präsenz und den Emotionen des Sängers sowie von der subjektiven Empfindung des Hörers (vgl. ebd., 123ff.).

2.3 Bezug zur vorliegenden Untersuchung

Auf den funktionellen Nachvollzug bezogen spielt die Wahrnehmung eine entscheidende Rolle und ist Voraussetzung für das Funktionieren des Nachempfindens der physiologischen Gesangsstimme. Somit steht hier die psychologische Wahrnehmung im Vordergrund, welche von inneren Zuständen und der Situation allgemein abhängig ist (vgl. Kap.2.1).

Im Vordergrund der vorliegenden Untersuchung steht die spezielle ästhetische Wahrnehmung wohlklingender Musik und angenehmen Gesangs. Die Darbietung der Gesangsstimme erfolgt über Kopfhörer während die sitzende Testperson die Möglichkeit bekommt, die Augen zu schließen und sich zu entspannen. Damit die Probanden und Probandinnen ihre Stimmen während der Vorher- und Nachher-Aufnahmen nicht bewusst verändern, erfahren sie erst nach der Durchführung, was Sinn und Zweck der Untersuchung sind. Da der Mensch vielschichtig wahrnehmen kann (vgl. Kap.2.2), wird somit ein unbewusstes Wahrnehmen der Musik, ohne Anstrengung und Konzentration auf etwas Spezielles, ermöglicht. Mit der erzeugten Entspannungsatmosphäre wird beabsichtigt, dass die jeweilige Testperson keiner Reizüberflutung ausgesetzt ist.

3. Nachahmung (Imitation)

Jeder Mensch ahmt auf unterschiedliche Art und Weise Personen, Handlungen und Techniken nach. Von Neugier getrieben beobachtet er alles, was in seiner Umgebung einen Informationswert hat. Er beobachtet und bewertet Mitmenschen und deren Fähigkeiten und imitiert diese mehr oder weniger bewusst auf seine persönliche Art und Weise. Der größere Teil der menschlichen Nachahmung läuft, wie auch der größte Teil der Wahrnehmung, unbewusst ab. Für den funktionellen Nachvollzug spielt die Nachahmung neben der Wahrnehmung eine wichtige Rolle, da sie Handlungen miteinbezieht (vgl. Nespital 2008, 11-15).

3.1 Definitionen und Funktionen der Nachahmung

In der Literatur gehen die Auffassungen und Theorien des Nachahmungsprozesses weit auseinander. Der Begriff *Nachahmung (Imitation)* wird als eine Handlung beschrieben, „mit der absichtlich oder unabsichtlich, mehr oder weniger genau“ (Dorsch 1994, 502) eine beobachtete Handlung ausgeführt wird. Eine Handlung, welche kurz vorher beobachtet wurde, wird nach Dorsch als unmittelbar ausgeführte Nachahmung bezeichnet, während eine vor längerer Zeit beobachtete Handlung als aufgeschobene Nachahmung eines Vorbilds beschrieben wird (vgl. ebd.).

Schon in der Antike spielte die Nachahmung (griech. *mimesis*) im Leben der Menschen eine wichtige Rolle. Für Sokrates (um 470-399 v. Chr.) diente Nachahmung als höchster Zweck des menschlichen Handelns: „wie alle anderen Tätigkeiten des Menschen sollte auch die ästhetische Tätigkeit dem höchsten Ziel: der Verwirklichung des absolut Guten dienen“ (Matthies 1988, 43). Nachahmung wurde demnach als Kunst gesehen, welche das Leben wiederspiegeln sollte.

> „Die künstlerische Nachahmung wird überhaupt nur dadurch möglich, dass einigen bevorzugten Individuen ein feines Organ verliehen ist, mit welchem sie die für die Einbildungskraft nicht fassbare Schönheit der ganzen Natur in ihre Thatkraft aufnehmen und aus sich herauszubilden vermögen.“ (Senffert 1888, XXV.)

Im Gegensatz zu Sokrates sah Platon in der Nachahmung eine negative Bestimmung: Das konkrete Schöne vergehe, nur die Idee des Schönen könne Bestand haben; und dieser werde der Mensch nur durch philosophische Betrachtung ansichtig (vgl. Matthies 1988, 43).

Eine besondere Theorie und Form der Nachahmung ist der Carpenter-Effekt (vgl. Kap.4.2.2), welcher die unwillkürliche innere Nachahmung von Bewegungen, Gesten und Gebärden meint und unter dem Begriff des funktionellen Nachvollzugs im weiteren Verlauf dieser Arbeit ausführlich erläutert wird. Der funktionelle Nachvollzug und die Nachahmung sind eng miteinander verbunden. Im Unterschied zum funktionellen Nachvollzug, welcher den Vorgang der inneren Nachahmung beschreibt, bezieht sich die Nachahmung selbst auf die äußerlich vollzogene Bewegung. Im Folgenden wird zunächst auf die Prozesse der Nachahmung selbst eingegangen.

Bandura und Walters beschreiben die Nachahmung als Prozess des Erwerbs und als Leistung beim Beobachtungslernen. Demnach erfolgt Nachahmung, ähnlich wie beim klassischen Konditionieren, durch die Assoziation von Reizen. Dies bedeutet, dass „zum Erwerb keine Verstärkungen und folglich auch keine Ausführung der später nachgeahmten Handlung notwendig sei“ (ebd.). Erst beim Ausführen der nachzuahmenden Handlung werden wahrgenommene, im Gedächtnis gespeicherte oder erwartete Verstärkungen vorgenommen. Eine gegensätzliche Ansicht vertreten Dollard und Millers, welche die Nachahmung als „relativ umständlichen Prozeß“ (ebd.) bezeichnen, in welchem das „Verhalten, das dem des Vorbilds gleicht“ (ebd.), durch Zufall entstanden ist und belohnt werden muss (vgl. ebd.).

Nachahmung geschieht bei Kindern, Jugendlichen und Erwachsenen gleichermaßen. Sie erfolgt durch Zeichnen und Malen, Singen und Musizieren, Imitieren von Körperbewegungen und Körperausdruck und kann sich „als Spiel, zur Unterhaltung, als Erklärung, aus Begeisterung, mit der Absicht der Darstellung, des Ausdrucks, der Einfühlung, des Verstehens“ (Matthies 1988, 44) äußern (vgl. ebd.).

Lange Zeit wurde von der Annahme ausgegangen, dass Nachahmung ein urmenschlicher Instinkt und ein naturgegebenes Bedürfnis sei. Diese Ansicht wurde allerdings von Guillaume und Piaget, Verfechter der ökonomischen lerntheoretischen Erklärungen, abgelöst (vgl. Piaget 1969, 105f.). Sie wenden ein, dass Nachahmung nicht angeboren ist, sondern als Lerneffekt ab dem zweiten Lebensjahr eintritt. Piaget bezeichnet es als „gefährlich, von Instinkt zu sprechen, wenn die Tendenz nicht solchen Reflextechniken entspricht, die so beschaffen sind wie die Nahrungsaufnahme und die Sexualität. Denn dann würde die Intelligenz der Wesentlichste der Instinkte sein. In diesem Fall müsste man - um zu den ersten Imitationen zu kommen den Mechanismus der Assimilation selbst als instinktiv ansehen, d.h. die Tendenz, das Ähnliche zu reproduzieren“ (ebd., 105f.). In Piagets Theorie der sensomotorischen Assimilationsschemata differenziert sich die Nachahmung schrittweise von der Assimilation (Angleichung an die Umgebung) in Form einer Akkommodation (Anpassung) der assimilierten Schemata. Das bedeutet, dass jegliche Nachahmung erlernt und erworben werden muss. Neu erlebte Erfahrungen werden im Gehirn gespeichert und im weiteren Verlauf des Erlebens an andere Erlebnisse und Handlungen angepasst und in Zusammenhang gebracht. Somit wird das Nachahmen durch das Speichern neuer Eindrücke und das Angleichen dieser an die Umgebung Schritt für Schritt erlernt. Dann erfolgt das Einordnen in verschiedene assimilierte Schemata und das Anpassen neuer Eindrücke an diese Schemata.

> „Niemals führt ein neues äußeres Element zu einer wahrnehmungsmäßigen motorischen oder intelligenten Adaption, ohne daß es an frühere Aktivitäten angelehnt würde. Man nimmt ein Objekt nur wahr, man bewegt es nur (oder man bewegt sich in bezug auf das Objekt), und man versteht es nur in bezug auf andere Objekte oder in bezug auf frühere Handlungen, die auf das gleiche Objekt gerichtet waren.“ (ebd., 107)

Demnach existieren niemals neue Verhaltensweisen, die ohne Bindungen an die Vergangenheit, sei es unmittelbar oder schon weiter zurückliegend, auftauchen (vgl. ebd., 106f.).

Piaget teilt den Prozess der Nachahmung in Stadien ein, die mit der Geburt eines Kindes beginnen und bis zum zweiten Lebensjahr reichen. „Der Übergang von einem Stadium in ein anderes setzt voraus, daß die Schemata des ersteren neue Elemente einschließen“ (ebd.). Jedes Stadium schließt demnach die Weiterentwicklung zur Nachahmungsfähigkeit ein. Diese reift besonders in den ersten zwei Lebensjahren, in denen sie durch Reflexe über Lautansteckung zur Imitation führt. Während sich die Nachahmung in den weiteren fünf Lebensjahren entfaltet und verallgemeinert, dem Kind aber unbewusst bleibt, wird die Nachahmung ab dem siebten Lebensjahr bewusst und in eigene Intelligenzhandlungen integriert (vgl. ebd., 97).

Als Piagets Fazit lässt sich festhalten, dass Nachahmung nie „eine sich selbst genügende Verhaltensweise“ (ebd.) ist und immer aus der speziellen Akkommodation an das Modell entsteht. Dies erfolgt nur daraus, dass dieses Modell an ein eigenes ähnliches oder identisches Schema assimiliert wird. Außerdem wird ein Modell nur imitiert, wenn seine Bedeutung verstanden wird und es auf eigene Erfahrungen und die eigene Persönlichkeit übertragbar ist (vgl., ebd.).

3.2 Bezug zur vorliegenden Untersuchung

Nachahmung ist Voraussetzung für den funktionellen Nachvollzug. Der Mensch braucht Vorbilder, welche in dieser Untersuchung die physiologische Gesangsstimme als positives Vorbild darstellen soll. Nach Geissner entwickelt sich beim Menschen im Säuglingsalter durch die Nachahmung anderer Stimmen der eigene persönliche Stimmklang. Um die individuelle Stimme zu entwickeln, muss sich der Mensch zunächst mehrere Stimmen durch Assimilationen aneignen. „In Wirklichkeit habitualisieren Lernende nur sprecherische oder sängerische Muster, ehe sie – vielleicht einmal - Eigenes finden“ (Geissner 2006, 36). Somit werden nach Geissner Ausdrucksformen und Stimmmerkmale gesellschaftlich konstruiert und imitativ übernommen (vgl. ebd., 31ff.). Dennoch ist die Nachahmung eines Stimmvorbilds nicht gleichzusetzen mit dem Nachahmen der Persönlichkeit des Stimmvorbilds. „Damit ist keineswegs gemeint, sie wären Identitätsmodelle. Seine Identitäten kann jeder Mensch nur selber suchen“ (ebd., 37).
In der vorliegenden Studie werden Hörern Gesangsstücke vorgespielt, wobei sie über das Ziel dieser Darbietung in Unkenntnis gelassen werden (vgl. Kap. 8). Bezogen auf die Theorien der Nachahmung bedeutet dies Folgendes: Obwohl jeder Mensch seinen individuellen Stimmklang vollständig entwickelt hat, erfolgt die Nachahmung anderer Stimmen unbewusst. Somit könnten die vorgespielten Gesangswerke bei den Testpersonen eine unbewusste Nachahmung im Sinne des Carpenter-Effekts auslösen (vgl. Kap.3.1). Es gilt, zu beobachten, ob die vorgespielten Lieder Einfluss auf den jeweiligen Stimmklang der Probanden und Probandinnen haben und somit eine unbewusste Nachahmung erfolgt. Infolgedessen ergibt sich die Frage, ob der funktionelle Nachvollzug der physiologischen Gesangsstimme Gesangsschemata der jeweiligen Art voraussetzt. Dies würde bedeuten, dass die Probanden und Probandinnen, die selbst im Laufe ihres Lebens die jeweilige Gesangstechnik angewandt haben oder zumindest mit ihr vertraut sind, einen Vorteil beim Nachempfinden dieses Gesangsstils haben. Demnach müsste besonders bei den Musikstudenten und -studentinnen ein unwillkürlicher Nachvollzug stattfinden. Dadurch könnte Piagets Theorie der erworbenen Nachahmung, welche durch das Speichern von Erlebnissen im Gedächtnis entsteht, bestätigt werden. Da es sich aber in der vorliegenden Untersuchung um den Nachvollzug eines Spannungszustandes der Artikulationsorgane handelt, wäre es denkbar, dass dieser auch bei den Probanden und Probandinnen, die weniger oder keine eigenen Erfahrungen mit der Gesangstechnik der physiologischen Gesangsstimme haben, stattfindet. Die Erkenntnisse dazu werden im Kap. 14 erläutert und diskutiert.

4. Einfühlung und Gefühlsübertragung

Die Entwicklung der menschlichen Einfühlung (Empathie) beginnt im Mutterleib mit dem Entstehen der Gefühlsübertragung bzw. des Mitgefühls, welches von Prekop als niedrigste Stufe der Einfühlung beschrieben wird und kein aktives Handeln erfordert. Aus dieser Fähigkeit des Mitfühlens entsteht die Einfühlung, das aktive Hineinversetzen in die Gefühlslage einer anderen Person. Nach Prekop bilden eine zuverlässige Selbstwahrnehmung, die Achtung vor Mitmenschen, die soziale Bereitschaft der Rücksichtnahme sowie die Vorstellungskraft für die entsprechende Situation einer anderen Person die Voraussetzungen für die Fähigkeit des Einfühlens. Dies geschieht überwiegend nonverbal (vgl. Prekop 2002, 127ff.). Ohne Einfühlung könnte ein Mensch nicht kommunizieren, da er Nachrichten und Botschaften von Mitmenschen nicht verstehen würde und somit kein situationsangemessener Umgang möglich wäre (vgl. Goldhan 2000, 176). Trotz der Fähigkeit des Einfühlens ist es dem Menschen nicht möglich, die Gefühls- und Gedankenwelt eines anderen Menschen genau nachzuempfinden. In einem Gespräch hat jede Person seine eigenen Vorstellungen und Bilder im Kopf und kann diese seinem Gesprächspartner nur annähernd vermitteln. Dieser kann durch konzentriertes Zuhören und Einfühlen in die Situation Gefühle und Gedanken des Mitmenschen nachvollziehen. Geissner nennt diesen Prozess *Horizontverschmelzung* durch Sprechdenken und Hörverstehen, mit dem Ziel etwas zur gemeinsamen Sache zu machen (vgl. Geissner 1988, 177). Auf die Einfühlung bezogen besteht die gemeinsame Sache im Nachempfinden der Gedankengänge und Gefühle des Erzählenden sowie im Abgleichen und Hinterfragen von Nicht-Verstandenem und Unklarem, um Missverstehen und Missverständnisse zu vermeiden. Der Prozess der Einfühlung findet nicht nur in Gesprächen statt, sondern in allen Situationen, in denen der Mensch die verbal oder nonverbal mitgeteilten Gefühle anderer Menschen oder Tiere wahrnimmt. Diese Wahrnehmung teilt sich beispielsweise beim Fernsehen „einerseits in seine Fernsinne, das heißt in Sehen und Hören, die auf eine passive Weise dem Bildschirm gehören, und andererseits in seinem Nahsinne, das heißt in den Tastsinn, Geschmacks- oder Geruchssinn, die ihm auf eine vom Bildschirm unabhängige Weise Genuss verschaffen" (Prekop 2002, 131). Folglich kann der Mensch, obwohl er sich in die Lage eines leidenden Menschen im Film einfühlt, trotzdem körperlich unbeteiligt bleiben. Inwieweit ein Mensch die Fähigkeit zum sozialen Fühlen besitzt, hängt von der individuellen Entwicklung ab. Das Einfühlungsvermögen ist bei jedem Menschen unterschiedlich ausgeprägt, da es sich zurückentwickeln kann (vgl. ebd., 128 ff.). Einfühlung bietet die wesentliche Voraussetzung für den funktionellen Nachvollzug jeglicher Art (vgl. Nespital 2008, 34-50).

4.1 Definitionen und Funktionen der Einfühlung

Einfühlung besteht nicht aus einem einfachen subjektiven Vorgang, sondern setzt sich aus komplexen psychischen Vorgängen zusammen. Diese werden von der individuellen Persönlichkeit und dem sozio-emotionalen Rollenverständnis sowie von individuellen Erziehungs- und Entwicklungsfaktoren bestimmt. Folglich gibt es in der Literatur keine einheitliche Definition (vgl. Gassner 2006, 15). Allgemein bedeutet der Begriff *Einfühlung* ein

> „Nacherleben, das Sichhineinversetzen in ein fremdes Erleben, das Miterleben des fremden Ichs auf Grund der Wahrnehmung des Ausdrucks oder der Mitteilung der Erlebnisse einer anderen Person bzw. der Kenntnis ihrer seelischen Situation" (Dorsch 1994, 184).

Gassner beschreibt die Empathiefähigkeit als menschliches Grundbedürfnis nach emotionaler Nähe und Verständigung mit anderen Menschen, Objekten und Lebewesen. Die Ursache dieses Grundbedürfnisses liegt in dem Willen, Erkenntnisse für das eigene Lebensverständnis zu erlangen (Gassner 2006, 13).
Von Hoffmann (1982) wird die Empathie in mehrere Empathiearten eingeteilt, die von den kognitiven Entwicklungsschritten des Menschen abhängig sind. Er unterscheidet zwischen der globalen und der egozentrischen Empathie sowie der Fähigkeit der Perspektivübernahme. Die globale Empathie betrifft die Gefühlsansteckung und ist schon im Säuglingsalter vorhanden. Die egozentrische Empathie bezieht sich auf die Abhängigkeit der gefühlsmäßigen Verfassung des Anderen und ist erst möglich, wenn das Kind sich selbst und Andere unterscheiden kann. Mit der Fähigkeit der Perspektivübernahme meint Hoffmann das Begreifen des Kindes, dass der Gefühlszustand des Anderen vom eigenen unabhängig ist. Demnach sind für Hoffman die physische Abgrenzung (Gehirnfortschreitung, Entwicklung kognitiver Fähigkeiten) und psychische Abgrenzung (Bewusstsein des eigenen Ichs, Unterscheidung eigener und fremder Erlebnisse und Gefühle) von Empathie und Gefühlsansteckung wichtig (vgl. Bischof-Köhler 1993, 45f.).

Wie genau die Prozesse der Einfühlung und somit auch das funktionelle Nachempfinden in Bezug auf die vorliegende Untersuchung funktionieren, wird in der Literatur durch verschiedene Theorien belegt, welche im Folgenden beschrieben und diskutiert werden.

4.2 Theorien der Gefühlsansteckung bzw. Einfühlung

Gefühlsansteckung ist die Vorform und Voraussetzung für die Einfühlung und löst noch keine Handlungsmotivation aus. Der ethologische Begriff für Gefühlsansteckung ist die Stimmungsübertragung, welche stammesgeschichtlich gesehen ein sehr alter Mechanismus beim Menschen ist. Sie bietet die Voraussetzung für ein soziales Miteinanderleben. Auch bei sozial lebenden Tieren wie zum Beispiel Gänsen findet Stimmungsübertragung statt (Bischof-Köhler 1993, 30f.). Die Theorien der Gefühlsansteckung bzw. Einfühlung unterscheiden sich in zwei grundlegenden Annahmen. Einige Wissenschaftler wie Darwin (1872,1974), Ekmann (1973) oder Bischof-Köhler (1993) vertreten die Ansicht, dass der empathische Prozess bei jedem Lebewesen evolutionär bedingt und angeboren ist. Andere Wissenschaftler wie Lipps (1907), Titchener (1909) und Scheler (1912,1973) sind der Meinung, dass sich die Empathiefähigkeit durch Erfahrungen und das Lernen aus diesen Erfahrungen entwickelt (Gassner 2006, 47, 60). Bisher konnte sich keiner dieser Ansätze durchsetzen. Den Theorien ist jedoch gemein, dass sie grundsätzlich zwischen Ausdruckswahrnehmung über den visuellen und akustischen Sinneskanal unterscheiden, da die visuelle Wahrnehmung durch Einflüsse von Mimik, Gestik und körperlichen Bezug wesentlich komplexer abläuft als die akustische (vgl. ebd., 32ff.).

In der vorliegenden Arbeit richtet sich das Hauptaugenmerk auf die akustische Ausdruckswahrnehmung, da diese Schwerpunkt der Untersuchung des funktionellen Nachvollzugs der physiologischen Gesangsstimme ist.

4.2.1 Assoziation und klassische Konditionierung

Die Theorie der klassischen Konditionierung geht auf den russischen Mediziner und Physiologen Iwan Petrowitsch Pawlow (1849-1936) zurück, welcher „die Lehre von den bedingten Reflexen“ (Meyers 1996, 664), die Konditionierung, schuf. Nach Pawlow ist das ursprüngliche Anpassungsniveau, bezogen auf die Biologie, bei Menschen und Tieren gleich. Sie sind in ihrer Umwelt Veränderungen mit Regelmäßigkeiten ausgesetzt. Diese bewirken infolge von Konditionierung synchrone Veränderungen des Organismus. Dadurch können sich die Lebewesen den wichtigsten Veränderungen der Umwelt anpassen und sie in Einklang mit ihren Gewohnheiten und Lebensweisen bringen (Fraisse 1985, 18f.). Diese Anpassungen können nur erfolgen, wenn die Veränderungen in zeitlich sehr geringen Abständen liegen, so dass sie von Menschen und Tieren wahrgenommen werden können.

> „Eine solche Wahrnehmung ist gekennzeichnet durch eine Integration sukzessiver [erg. aufeinander folgender] Stimulationen, die es ermöglicht, letztere in relativer Gleichzeitigkeit wahrzunehmen.“ (ebd., 19)

Dieser Vorgang wird nach Pawlow als verzögerte Konditionierung bezeichnet (vgl. ebd., 18f.). Pawlows Theorie der klassischen Konditionierung bildet nach Hoffman (1982) die Grundlage empathischen Empfindens als „Methode, wie der Ausdruck des Anderen mit der eigenen Emotion verknüpft werden könnte“ (Bischof-Köhler 1993, 34). Nach Hoffman kommt während der akustischen Wahrnehmung die Gefühlsübertragung durch Assoziationen zustande. Gestützt wird diese Theorie durch das Beispiel eines schreienden Säuglings, das auf der Säuglingsstation andere Säuglinge ansteckt. Dies kann zur Folge haben, dass schließlich alle Säuglinge schreien. In dem Moment, in dem der erste Säugling anfängt zu schreien, entstehen in den jeweiligen Gehirnen der anderen Säuglinge im Raum Assoziationen des Unbehagens, welches sich aus Angst, Wut und Unsicherheit zusammensetzen kann. Es ist ein Gefühl, das sie selbst schon erlebt haben. Sie erinnern sich unbewusst jeweils an die emotional unangenehme Situation und daran, wie sie in dieser Situation ihrem Unbehagen Ausdruck verliehen hatten, nämlich durch Schreien. Schließlich, durch den akustischen Reiz des beginnenden schreienden Babys ausgelöst und an die Emotion des Unbehagens erinnert, fühlen sich die anderen Babys auch unbehaglich und drücken dies ebenso durch Schreien aus. „[…] die akustische Wahrnehmung wurde dadurch mit der Emotion des Unbehagens assoziiert“ (ebd., 32). Ebenso wie die akustische kann auch die visuelle Gefühlsübertragung anderer Emotionen mit der klassischen Konditionierung erklärt werden. Hier spielen Aspekte wie Mimik, Gestik und körperlicher Bezug eine beeinflussende Rolle. Wenn beispielsweise eine sich unsicher und ängstlich fühlende Mutter ihr Kind auf dem Arm hat, so hält sie es höchstwahrscheinlich verkrampft fest und signalisiert ihrem Kind ängstliche Blicke. Diese Angst wird durch das Assoziieren des eigenen Angstgefühls auf das Baby übertragen (vgl. S. 33 f.).

Bischof-Köhler kritisiert Hoffmans Annahme, dass die akustische, vor allem aber die visuelle Gefühlsübertragung, durch Assoziationen und das klassische Konditionieren entsteht. „In Bezug auf die Gefühlsansteckung durch Angst mag die Erklärung durch Konditionierung angehen, wenngleich sie wiederum ziemlich gekünstelt erscheint. Sie genügt indessen sicher nicht, um die gesamte Palette der möglichen Gefühlsübertragungen abzudecken“ (ebd., 34), da das Baby nicht nur bei dem Angstgefühl, sondern auch bei Emotionen wie Wut und Aggression der Mutter eher ängstlich, statt wütend oder aggressiv, werden würde. Einen weiteren Kritikpunkt sieht Bischof-Köhler in der Tatsache, dass es keine Forschungsergebnisse im späteren Kindesalter gibt, welche Hoffmans Theorie bestätigen und es somit auch keine Aussagen darüber gibt, „wie eine Kompetenz ursprünglich beim Kleinkind entstanden ist" (ebd., 34f.). Demnach müssten diese Kritikpunkte durch weitere Untersuchungen ausgebaut werden, um Hoffmanns Annahmen bestätigen oder ablehnen zu können (vgl. Nespital 2008, 37ff.).

Diskussion

In Bezug auf die vorliegende Untersuchung des funktionellen Nachvollzugs könnte die Theorie der Assoziation und des klassischen Konditionierens bedeuten, dass sowohl der klassische, physiologische Gesang als auch der unphysiologische Gesang, welcher u.a. in der vorangegangenen Pilotstudie (Nespital 2008) angewandt wurde, bei den Probanden und Probandinnen mit Erinnerungen an einen solchen Gesang verbunden sein müssen. Folglich müssten sich die Probanden und Probandinnen schon selbst in Situationen befunden haben, in denen sie in der klassischen Gesangsstimme oder in der Bruststimme gesungen haben, um den Gesang und das Gefühl, welches sie in diesen Situationen hatten, nachempfinden zu können. So wie der Säugling das Schreien nachempfindet, weil er sich selbst an eine unbehagliche Situation, in der er geschrien hatte, erinnert, müsste das Gefühl der in der Untersuchung vorgespielten Gesangsstile konditioniert worden sein, damit sich die Testpersonen durch diese Assoziationen an die Gefühle der eigenen Gesangserfahrungen erinnern könnten. Sind die Erinnerungen einer Testperson an ein klassisches Gesangserlebnis mit einem positiven Gefühl vereinbar, so könnte der Proband bzw. die Probandin die Gesangsstimme nachempfinden und sich bei ihm somit das Gefühl der Lockerheit und der Kehlkopfeinstellung des klassischen Singens bei ihm einstellen. Sind die Erinnerungen der Person mit einem Gesangserlebnis im Stil der unphysiologischen Gesangsstimme verbunden, so könnten sich auch diese stimmlichen Merkmale auf sie übertragen. Dies könnte ein Grund für den in der vorangegangenen Pilotstudie erfolgten funktionellen Nachvollzug der unphysiologischen Gesangsstimme sein (vgl. Nespital 2008). Da die unphysiologische Gesangsstimme im Brustregister der Sprechstimme ähnlich ist, könnte sich jeder der Probanden und Probandinnen mit ihr identifiziert und somit intuitiv die körperlichen Spannungszustände der unphysiologischen Gesangsstimme übernommen haben. Dies könnte vor allem aufgrund ihrer jeweiligen funktionellen Stimmstörung geschehen sein, welche den unphysiologischen Stimmmerkmalen der Gesangsstimme ähnlich sind. Dennoch sei auch hier nicht außer Acht zu lassen, dass die individuellen Wertehaltungen und Vorlieben entsprechend angenehme bzw. unangenehme Assoziationen hervorrufen können.

Insgesamt würde Hoffmans Theorie der Assoziation und Konditionierung die Annahme stützen, dass Musikalität und persönliche musikalische Erfahrungen besonders für das funktionelle Nachvollziehen der ästhetischen klassischen Gesangsstimme notwendig sind, da ein Proband, welcher mit klassischem Gesang noch nie konfrontiert wurde, auch keine Assoziationen in Bezug auf diesen Gesangsstil herstellen kann. Dabei entsteht die Frage, ob Hörerfahrungen in Bezug auf den klassischen Kunstgesang ausreichen oder ob eigene Gesangserfahrungen in Bezug auf diesen Gesangsstil die Voraussetzungen für den funktionellen Nachvollzug der klassischen Gesangsstimme darstellen. Aus der Pilotstudie des funktionellen Nachvollzugs der physiologischen Gesangsstimme ging hervor, dass Hörerfahrungen offensichtlich ausreichend sind, da lediglich einer der zehn Probanden und Probandinnen klassischen Gesangsunterricht erhalten hatte (vgl. Nespital 2008). Diese Informationen gingen aus dem Test der persönlichen Einschätzung der eigenen Musikalität in der Untersuchung hervor und werden auch in der vorliegenden Untersuchung aufschlussreiche Erkenntnisse hervorbringen. Dennoch weist Bischof-Köhler auf Fehler der Theorie hin. Es ist zu prüfen, ob es sich bei der Gefühlsübertragung tatsächlich um das Wecken von Assoziationen und Erinnerungen handelt.

4.2.2 Carpenter – Effekt

Die Theorie des Carpenter–Effekts, später auch ideomotorisches Gesetz oder Ideo-Real- Gesetz genannt, geht auf den englischen Physiologen und Naturforscher William Benjamin Carpenter (18.Jh.) zurück. Als Carpenter–Effekt werden „wahrgenommene (oder vorgestellte) Bewegungen" (Dorsch 1994, 126) beschrieben, welche „zum Mitvollzug der Bewegungen" (ebd.) führen. Er bezeichnet den „Einfluß von Wahrnehmung und Vorstellung einer Bewegung auf die Innervation der mit der Bewegung korrespondierenden Muskelpartien. Allein die Beobachtung einer Bewegung provoziert die Intention der Nachahmung" (Haring 1995, 5). Das bedeutet, dass alles, was der Mensch sieht oder denkt, die Tendenz zur Ausführung auslöst, welche sich eben in diesen Bewegungen äußert und sich auch körperlich auswirkt.

> „Durch die Vorstellung einer Tätigkeit wird der Tonus der betroffenen Muskeln verändert. Gleichzeitig ist eine Veränderung der Durchblutung in den entsprechenden motorischen Feldern des Kortex nachweisbar." (Haring 1995, 5, zitiert nach Ikeme et al. 1965)

Dieser Vorgang des Mitvollzugs von Bewegungen wird von James als psychische Gesetzmäßigkeit ausgegeben und von Hellpach erweitert. Hellpach ergänzt den Carpenter-Effekt mit der Aussage, dass jeder subjektive Erlebnisinhalt einen

Antrieb zu seiner objektiven Verwirklichung miteinschließt. Mit dieser Aussage meint Hellpach nicht nur Bewegungen, sondern auch Gefühlsansteckung, Ausdrucksübertragung, ideomotorische Vorstellungen sowie Handlungen, Suggestion und Hypnose (vgl. Dorsch 1994, 341).

Im Jahre 1907 beschreibt Lipps die Theorie des Carpenter-Effekts als einen Effekt der unbewussten Nachahmung. Nach Lipps laufen Einfühlungsprozesse immer aktiv und ganzheitlich ab. Während des psychischen Erlebens bzw. der Einfühlung entstehen beim Menschen gleichzeitig beobachtbare körperliche Affektbewegungen, welche zwar angeboren sind, aber erst durch Lernprozesse bedeutend werden (vgl. Gassner 2006, 61f.). Somit führt der Anblick einer bestimmten Bewegung eines anderen Lebewesens beim Beobachter zur unbewussten Tendenz, diese zu imitieren. Diese Nachahmungstendenz aktiviert ein Gefühl, dessen Äußerungsform die nachahmende Bewegung darstellt (vgl. Bischof-Köhler 1993, 35).

> „Typische Beispiele sind die Mitbewegungen von Zuschauern bei einem Fußballspiel oder Boxkampf oder das Öffnen und Schließen der Lippen bei einer Mutter, die ihrem Kind einen Löffel mit Nahrung gibt." (Haring 1995, 5)

Der Beobachter untersucht die Tendenz, das Streben zur Nachahmung der beobachteten Bewegung, in Bezug auf den äußeren und den inneren Rahmen. Kann der Beobachter beispielsweise die Bewegung eines Akrobaten nicht körperlich nachahmen, vollzieht sich die beobachtete Bewegung als innerer Nachvollzug, demnach als Nachahmung in seiner Vorstellung. Im „Moment der vollkommenen Verwirklichung des kinästhetischen Bildes" (ebd., 25) ist der Beobachter von seinem Nachahmungsbestreben befreit und erlöst. Dabei verweist Lipps darauf, dass der Beobachter sich zwar mit der beobachteten Person identifiziert, sich aber nicht mit dieser identisch fühlt (vgl. Matzker 1991, 23ff.).
Edith Stein wendet sich gegen die von Lipps beschriebene Identifikation, da es sich hierbei nicht um Einfühlung handele, sondern um Selbstvergessenheit und Selbstspaltung. „Für sie kann in diesem Erlebniszusammenhang allerhöchstens ein Subjekt höherer Ordnung erfüllt werden, ein soziales Medium, das „Wir""" (ebd., 24). Stein stimmt Lipps jedoch in der Annahme zu, dass die Voraussetzung für dieses soziale „Wir" die Einfühlung ist, welche in Form von Unwissenheit zwar auf Erfahrungen zurückgreifen kann, aber intentional und intuitiv gesteuert wird (vgl. ebd.).

Im Jahre 1910 erweiterte Titchener Lipps´ Theorie mit der These, dass empathische Empfindungsprozesse „durch einen schnellen Verschmelzungsprozess zwischen visuellen und muskulär-kinästethischen Reizen" (Gassner 2006, 62) ausgelöst werden. Das bedeutet, dass emotionale Zustände eines anderen Menschen durch die innere Nachahmung dieser körperlich nachempfunden werden. Die Ursache dafür sieht Titchener in dem Ausschließen von Identifikationsprozessen oder stellvertretend erlebter Emotionen (vgl. ebd., 63).

Obwohl Lipps´ Theorie im 19. und 20. Jahrhundert viele Vertreter hat, wird sie von einigen Autoren verschiedener Fachbereiche kritisiert und problematisiert. Bischof-Köhler kritisiert folgende Thesen von Lipps: Zum einen schreibt Lipps der von Hellpach und James beschriebenen ideomotorischen Tendenz einen instinktiven Mechanismus zur Nachahmung zu. Dies würde bedeuten, dass „der Code, wie ein sensorischer Eindruck in ein motorisches Kommando umzusetzen ist" (Bischof-Köhler 1993, 36), nicht erst erlernt werden muss, sondern schon als Instinkt vorprogrammiert ist. Zum anderen stehen nach Lipps Ausdrucksbewegungen und Emotionen als bedingungslose Verbindung zueinander, was nach Bischof-Köhler deutlich voneinander getrennt werden müsste (vgl. ebd.). Ebenso kritisiert Bischof-Köhler den von Lipps verwendeten Begriff der Nachahmung, welcher von Lipps nicht genau definiert und wie beispielsweise bei Piaget in verschiedene Entwicklungsprozesse eingeteilt wird.

> „Ohne solche Präzisierungen läuft man Gefahr, Reaktionsweisen zusammenzuwerfen, die auf unterschiedlich komplexen Mechanismen beruhen und deren Erwerb in der Ontogenese unterschiedlich „aufwendig" ist" (ebd., 36, wörtliche Rede im Original).

Ebenso wie Husserl, welcher Lipps Beschreibung der Einfühlung als oberflächlich bezeichnet (vgl. Matzker 1991, 26), lehnt auch Scheler dessen Theorie ab, da er in seinen Beobachtungen keine projektiven Einfühlungs- oder Nachahmungsprozesse entdecken konnte. Nach Scheler verursacht die Gefühlsansteckung „das Entstehen differenzierter emotionaler Prozesse" (Gassner 2006, 62), welche Voraussetzung für das Lernen des eigenständigen Wahrnehmens sind. Einfühlung entsteht durch Identifikations- und Verschmelzungsprozesse, welche automatisch und unbewusst ablaufen und das Vitalbewusstsein des Menschen aktivieren.

> „Die Einfühlung erfasst nach Scheler das emotionale Verstehen des Menschen im Kontext seines menschlichen Daseins. Sie bewirkt, dass sich der Mensch emotional in einem ganzheitlichen Verstehensprozess definiert." (ebd., 64)

Diskussion

Ein wichtiger Aspekt, der beim Ideo-Realgesetz sowohl von Lipps als auch von Lange einen hohen Stellenwert bekommt, ist die Tatsache, dass die Ideo-Realisierung von Vorstellungen, Gedanken oder Beobachtungen unwillkürlich, somit unbewusst abläuft. Folglich imitiert der Mensch sein gesamtes Leben über das, was er sieht, denkt und phantasiert, ohne jegliche Willenskraft. Für die vorliegende Untersuchung des funktionellen Nachvollzugs ist dieses unbewusste und unwillkürliche Nachempfinden ein wichtiger Punkt, der die Vermutung stützt, dass die Probanden und Probandinnen die Absicht und den Zweck der vorliegenden Untersuchung nicht kennen sollten, da sie die Gesangsstimme wahrnehmen und während der anschließenden Aufnahmen keine bewussten Nachahmungen des Gehörten oder Veränderungen ihrer Stimmen vornehmen können.

Trifft die Theorie des Carpenter-Effekts, welche mit dem Phänomen des funktionellen Nachvollzugs gleichzusetzen ist, zu, sollte sich bei den Probanden und Probandinnen beim Hören der Gesangstücke ein unbewusstes Nachahmungsstreben einstellen, welches zur äußeren oder inneren Nachahmung führt und ggf. die individuellen Stimmen der Probanden und Probandinnen beeinflusst. Auch hier sprechen die Ergebnisse der bereits durchgeführten Pilotstudie des funktionellen Nachvollzugs (vgl. Nespital 2008) für eine Bestätigung der Theorie, da der funktionelle Nachvollzug der Gesangsstimme sich sowohl positiv bei der physiologischen Gesangsstimme als auch negativ bei der unphysiologischen Gesangsstimme auswirkte.

> „Durch Vorstellungen können körperliche Funktionen beeinflußt werden, im Positiven wie im Negativen, eine Grenze bildet nur die Integrität der organischen Substanz“ (Haring 1995, 6).

Obwohl die Theorie des Carpenter-Effekts, welche von Lipps und Titchener erweitert wird, nicht nur Anhänger, sondern auch Kritiker wie Husserl und Scheler findet, legt sie dennoch den Grundstein für weitere Forschungen am Phänomen des funktionellen Nachvollzugs.

4.2.3 Das Phänomen der Spiegelneurone

Dass bestimmtes Verhalten wie Lachen, Gähnen oder auch die Körperhaltung des Gesprächspartners ansteckend auf seinen Gegenüber wirken kann, ist allgemein bekannt und beschreibt das Phänomen des funktionellen Nachvollzugs. Welche Ursachen dies hat, konnte sehr lange nicht herausgefunden werden (vgl. Precht 2007, 163).

Im Jahr 1992 stellte der italienische Hirnforscher Giacomo Rizzolatti (vgl. Rizzolatti 2010), Leiter des Physiologischen Instituts der Universität Parma, zusammen mit seinen Mitarbeitern seine Entdeckung der Spiegelneurone vor, die in der Welt der Forschung viel Aufsehen erregte. Zwanzig Jahre hat er durch

Tierversuche mit Affen die Funktionen dieser Nervenzellen erforscht. Ein entscheidender Versuch mit den Affen lief folgendermaßen ab: Die Gehirnzellen eines Affen wurden verkabelt. Der Affe bekam eine Nuss vorgelegt, nach welcher er greifen sollte. In dem Moment, als er dies tat, feuerten die verkabelten Nervenzellen des Affen bioelektrische Signale ab. Wurde die Nuss dem Affen nicht vorgelegt, ging keine Aktivität von den Nervenzellen aus, auch nicht bei anderen Handbewegungen des Affen. Aus dieser Beobachtung ergab sich die erste These, dass es sich bei diesen Nervenzellen um handlungssteuernde Nervenzellen handelte (vgl. Bauer 2005, 21ff.). Die zweite große Entdeckung im Laufe des Versuches mit dem Affen lag darin, dass die handlungssteuernden Nervenzellen auch dann feuerten, wenn eine andere Person nach der Nuss griff. Das bedeutete für die Neurobiologie, dass es eine Art neurobiologischer Resonanz gibt, weil die Zellen auch beim Beobachten von Handlungen bioelektrische Signale abfeuerten. Daher wurden diese Zellen Spiegelneurone genannt. Eine Erweiterung des Affenexperiments bestand darin, dass der gleiche Ablauf mit einer kleinen Veränderung stattfand: Diesmal wurde von einem Labormitarbeiter eine Platte vor das Tablett, auf dem die Nuss lag, gestellt, so dass der Affe nicht sehen konnte, wie die Nuss von einem Menschen ergriffen wurde. Der Affe sah somit nur den Menschen, der die Nuss greifen wollte, nicht aber den genauen Moment des Ergreifens. Dennoch feuerten die Spiegelneuronen des Affen auch diesmal, obwohl dieser nicht hatte sehen können, wie die Nuss entfernt wurde (vgl. ebd.). „Ob der Affe bestimmte Bewegungen eigenhändig ausführte oder ob er die Bewegungen seiner Trainer nur geistig nachvollzog – in beiden Fällen arbeiteten die Nervenzellen genau gleich“ (Precht 2007, 164). Das bedeutet, „die Beobachtung von Teilen einer Handlungssequenz eines anderen reicht aus, um im Beobachter dazu passende Spiegelneurone zu aktivieren, die ihrerseits aber die gesamte Handlungssequenz wissen“ (Bauer 2005, 31).

Diese Beobachtungen wurden ebenso beim Menschen gemacht. Auch im menschlichen Gehirn wurden Spiegelneurone gefunden. Sie befinden sich u.a. im Broca-Areal, das für die Sprachverarbeitung bedeutsam ist, im primären motorischen Kortex, welcher vor allem für das Organisieren von Bewegungen zuständig ist, im unteren Scheitellappen und im oberen Schläfenlappen sowie im handlungssteuernden prämotorischen System, welches für die Sprachproduktion verantwortlich ist. Es wird vermutet, dass die Spiegelneurone in zahlreichen Hirnregionen verteilt sind. Dennoch konnte die Existenz dieser Neurone noch nicht in allen Hirnregionen lokalisiert werden (vgl. Gaschler 2006, 29).

Nach dem Test mit dem Affen wurden die Spiegelneurone auch an Menschen untersucht. In einem Test wurden den Probanden und Probandinnen neutrale, lächelnde und ärgerliche Portraits von Menschen für jeweils 500 Millisekunden vorgezeigt. Die Probanden sollten einen möglichst neutralen Gesichtsausdruck haben. Auf den ersten Bildern, die ihnen gezeigt wurden, waren neutrale Gesichtsausdrücke auf Portraits zu sehen. Die Testpersonen hatten keine Schwierigkeiten, selbst neutral zu gucken. Auf die neutralen Gesichtsausdrücke folgte ein lächelndes Portrait. Dies bewirkte, dass jede Testperson während des Blicks auf das Portrait ebenfalls kurz lächelte. Das genaue Ergebnis bekam Rizzolatti durch Messgeräte, welche mit dem Wangenmuskel und der Ärgerfalte der jeweiligen Testperson verbunden waren und somit die kleinsten Reaktionen der Probanden anzeigen konnten. Trotz der Bemühungen der Testpersonen, neutral zu bleiben, geschah das Gleiche nach der Betrachtung von mehreren neutralen Portraits bei dem ärgerlichen Gesichtsausdruck. Die Probanden guckten für kurze Zeit verärgert (vgl. Bauer 2005, 8ff.). Damit stand das Ergebnis fest: „Die Bereitschaft, spontan den emotionalen Ausdruck eines anderen Menschen zu spiegeln, mogelt sich offenbar mit Vergnügen an unserer bewussten Kontrolle vorbei“ (ebd. 10). Dies bedeutet, dass Resonanzverhalten auch ausgelöst wird, wenn der Auslöser nicht bewusst wahrgenommen wird.

> „Resonanz heißt: Diese Wahrnehmungen, egal ob bewusst oder unbewusst, werden nicht nur in uns abgespeichert, sondern können auch Reaktionen, Handlungsbereitschaften sowie seelische und körperliche Veränderungen in Gang setzen. Schuld daran sind die phänomenalen Leistungen der Spiegelneurone.“ (ebd., 10f.)

Im Gegensatz zum Affen feuerten die menschlichen Spiegelneurone auch dann, wenn sich die Testperson die betreffende Handlung nur vorstellte. Am stärksten feuerten sie, wenn die Testperson die beobachtete Handlung simultan imitierte. Mit der Entdeckung der Spiegelneurone wurde es somit möglich, die Resonanzphänomene wie Einfühlung und die intuitive Übertragung von Gefühlen und körperlichen Gesten zu verstehen. „Ohne Spiegelnervenzellen gäbe es keine Intuition und keine Empathie“ (ebd., 8). Im Alltag übernimmt der Mensch, besonders in Gesprächen mit anderen Personen, unbewusst die Mimik, Gestik und Haltung des Gesprächspartners. Er imitiert und reproduziert sie. Blicke lösen eine Mitreaktion der Menschen aus. Dieses Phänomen wird in der Neurobiologie *joint attention* genannt und ist ein Zeichen für beidseitige, kontinuierlich hohe Aufmerksamkeit. Als Beispiele dafür nennt Bauer das ansteckende Gähnen, das Mitlächeln, das Beinübereinanderschlagen eines Gesprächspartners oder auch das Öffnen des eigenen Mundes beim Füttern eines Babys (vgl. ebd., 8ff.). Während dieser Vorgänge erkennt das Gehirn die Beobachtungen sehr schnell und reagiert unmittelbar. Das System der Spiegelneurone funktioniert spontan und unabhängig vom analytischen Verstand. Somit läuft es intuitiv ab (vgl. ebd., 13ff.).

Doch nicht in jeder Situation und nicht bei jedem Menschen gleich häufig findet eine Spiegelung statt. Wie oben erwähnt haben nicht alle Menschen die Fähigkeit, sich einzufühlen oder intuitiv nachzuempfinden. Es wurde herausgefunden, dass beispielsweise „Kinder mit autistischen Störungen ganz offensichtlich ein Problem mit ihren Spiegelneuronen haben“ (vgl. Precht 2007,165). Es gibt aber auch Situationen, die das Spiegeln unmöglich machen. Ist der Bedeutungsraum mehrerer Menschen unterschiedlich oder schließen Menschen einen oder mehrere Mitmenschen aus dem gemeinsamen Bedeutungsraum aus, beispielsweise beim Mobbing im Arbeitsbüro oder beim Verweigern des Reagierens auf Blicke und Gesten eines Menschen, so gibt es Probleme und Komplikationen beim Verstehen und Nachempfinden, da keine Reaktionen stattfinden. Menschen, die davon betroffen sind, werden oft krank.

> „Der gemeinsame Bedeutungsraum ist nicht nur eine psychologische Lebensbedingung, sondern wird auch vom Körper registriert, er schlägt sozusagen auf seine Biologie und die medizinische Gesundheit durch.“ (Bauer 2005, 17)

Die neurobiologische Resonanz im Gehirn bezieht sich nicht nur auf motorische und sensible Dimensionen, sondern auch auf Wahrnehmungen der inneren Organe und auf das emotionale Befinden des Menschen. Dies wird durch eine Studie belegt, in welcher den Testpersonen Videos vorgespielt wurden, die Menschen zeigten, welche an einer unangenehm riechenden Substanz schnupperten und deren Körpersprache daraufhin Ekel ausdrückte. Die Analyse der Hirnaktivität ergab, dass bei den Testpersonen, obwohl sie dem Geruch nicht ausgesetzt waren, eine massive Aktivierung im Ekelzentrum des Gehirns stattfand, als wenn sie es selbst gerochen hätten. Folglich bilden die Spiegelsysteme die entscheidende Grundlage der menschlichen Fähigkeit, spontan zu erkennen, was in einem anderen Menschen vorgeht. Ähnliche Versuche wurden mit dem physischen und psychischen Schmerz getestet. Sie ergaben, dass der beobachtende Mensch den Schmerz nachempfand und dessen Spiegelneurone genauso aktiv waren, als wenn er selbst den Schmerz gespürt hätte (vgl. ebd., 44ff.).

Zusammenfassend kann festgehalten werden, dass Spiegelneurone bis zu einem gewissen Grad fähig sind, „in uns jene Zustände zu erzeugen, die wir bei einer anderen Person wahrnehmen“ (ebd., 46). Dies erklärt auch, „warum die Gegenwart eines anderen Menschen, zumal wenn er uns nahe steht, manchmal dazu führen kann, dass wir unterschiedliche, teilweise massive Veränderungen unseres körperlichen Befindens erleben“ (ebd.).

Diskussion

Die Entdeckung der Spiegelneurone ist der erste neurowissenschaftliche Beleg für die Einfühlung und damit auch für den funktionellen Nachvollzug. Sie stützt die These, dass der Mensch unter bestimmten Voraussetzungen in allen möglichen Bereichen mit allen Sinnen in der Lage ist, Bewegungen, Gedanken und Emotionen funktionell nachzuempfinden. Die Gehirnforschung hat gezeigt, dass die Spiegelneurone bis zu einem gewissen Grad fähig sind, selbst Zustände zu erzeugen, die bei einer anderen Person wahrgenommen werden. Somit bezieht sich diese neurobiologische Resonanz nicht nur auf motorische und sensible Dimensionen, sondern auch auf die Wahrnehmung der inneren Organe und das emotionale Befinden. Auch das Nachempfinden von Ekel oder Freude, von Trauer oder Schmerz (psychisch und physisch) ist mit der Existenz und Funktion der Spiegelneurone zu erklären.

Die Feststellung, dass die menschlichen Spiegelneuronen selbst bei der bloßen Vorstellung einer Handlung aktiv sind und damit das funktionelle Nachempfinden auslösen können, stützt und festigt die Hypothese der Existenz des funktionellen Nachvollzugs. Geht man von diesen Untersuchungen aus, so sollte das funktionelle Nachempfinden einer Gesangsstimme auf bestimmte Neurone im Gehirn, nämlich die Spiegelneurone, zurückzuführen sein. Diese spiegeln vermutlich den allgemeinen Klang der Stimme, sei sie physiologisch oder unphysiologisch, unangenehm oder angenehm. Sie machen ihn dadurch zur eigenen körperlichen Erfahrung, in welche ebenso individuelle Vorlieben und Erfahrungen mit hineinspielen.

In Bezug auf die vorliegende Untersuchung stellt sich die Frage, ob eine gewisse Anzahl an Spiegelneuronen für die soziale und musikalische Einfühlung vorhanden sein muss. Da nicht jeder Mensch die Fähigkeit besitzt, sich in die Gefühle anderer Menschen einzufühlen und diese nachzuempfinden, wäre es naheliegend, dass nicht jeder Mensch die gleiche Anzahl aktiver Spiegelneuronen besitzt. Aus diesem Grund ist es wahrscheinlich, dass bei diesen Menschen auch kein funktioneller Nachvollzug der physiologischen Gesangsstimme stattfinden kann. Der Mensch muss empfindsam und sensibilisiert für dieses Nachempfinden sein, sei es durch ein ausgeprägtes Einfühlungsvermögen, die eventuell notwendige Musikalität oder durch die Fähigkeit sich zu entspannen und ins Unbewusste abzugleiten. Es wird davon ausgegangen, dass all diese Aspekte mehr oder weniger den Erfolg des funktionellen Nachvollzugs ausmachen.

4.2.4 Auffassungen und Untersuchungen zum funktionellen Nachvollzug von Stimmen

Jede Verhaltensweise eines Menschen ruft Reaktionen beim Mitmenschen hervor. Dies kann sowohl Gestik und Mimik als auch Stimme und Sprache betreffen. Menschen, welche beispielsweise einen ernsten und verfestigten Gesichtsausdruck haben, wirken unsympathisch und erzeugen oft auch beim Gegenüber eine schlechte Stimmung. Ebenso können auch die Freude und Begeisterung einer Person auf Mitmenschen eine ansteckende Wirkung haben (vgl. Steiner 1980, 7). In der zwischenmenschlichen Kommunikation ist der Mensch zu keinem Augenblick unbeteiligt. Er empfindet die Aktion des Gesprächspartners mit und vollzieht sie innerlich nach, obwohl dies meist unbewusst erfolgt und somit ein passives Verhalten auslöst. Beispielsweise wird während des Beobachtens einer Person, die in eine Zitrone beißt, beim Beobachter selbst der Speichelfluss angeregt und der Mund verzogen. In Bezug auf die menschliche Stimme wäre die belegte Stimme eines Sprechers, welche beim Hörer einen Räusperzwang hervorruft, ein klassisches Beispiel.

> „Diese Übertragung des Verhaltens vom Sprechenden zum Hörenden nennt man funktionellen Nachvollzug oder interne Simulation (weil wir innerlich den Sprecher zumindest ansatzweise nachahmen)." (ebd., 4f., Klammern im Original)

Folglich kann der Grund für eine zeitweilige Tonhöhenveränderung eines Sprechenden die unbewusste Nachahmung der Sprechstimmlage des Gesprächspartners sein. „Je weiter sich die Stimme von der Indifferenzlage entfernt, als desto unnatürlicher wird sie vom Hörer empfunden und entsprechend negativ eingeschätzt" (ebd., 39). Diese Interaktionseffekte, d.h. "Veränderungen während des Gesprächs durch Anpassung" (ebd., 34) sind sowohl bei Kindern im Umgang mit ihren Eltern als auch bei Erwachsenen zu beobachten (vgl. ebd.). Eine dauernde forcierte Sprechspannung einer Person kann sich unmittelbar auf den Hörer übertragen. Dieser empfindet die Stimme des Sprechenden als unangenehm, ahmt sie aber unbewusst durch inneres Sprechen nach. Dies kann beim Hörer zu Unruhe, Unaufmerksamkeit über Unbehagen und Unlustgefühlen bis zu Schmerzempfindungen im Kehlkopf führen. Die Folgen wären in diesem Fall, dass der Hörer bewusst nicht zuhört und dem Sprechenden mit innerer Abwehr und Ablehnung entgegentritt (vgl. ebd. 28f.).

Krech verweist ebenfalls auf den Hörer bzw. Beteiligten, bei dem durch den funktionellen Nachvollzug ein Spannungszustand ausgelöst wird, der im Sinne einer Angleichung an dessen Atmungsablauf erfolgt (vgl. Krech 2011, 235). Als mögliche Gründe für den funktionellen Nachvollzug nennt Steiner den menschlichen Drang nach Gruppenzugehörigkeit und Wohlwollen. Die Interaktionseffekte können auf die Akkommodationstheorie (vgl. Kap. 3) zurückgeführt werden und sind auch bei anderen Stimmeigenschaften und Verhaltensweisen des Menschen feststellbar (vgl. Steiner 1980, 35).

Das Phänomen des funktionellen Nachvollzugs von Stimmen wurde bislang noch nicht hinreichend erforscht. Dennoch spielt es besonders in der Pädagogik zwischen Lehrer und Schülern (z.B. im Gesangsunterricht) eine wesentliche Rolle. Obwohl es kaum veröffentlichte Untersuchungen gibt, welche der Pilotstudie oder der vorliegenden Untersuchung gleichen, soll dennoch ein ähnlicher Versuch von dem HNO-Arzt Alfredo Tomatis genannt werden. Dieser wurde jedoch nicht wissenschaftlich durchgeführt und ist daher allgemein umstritten. Während einer Untersuchung zu Hörstörungen stellte Tomatis fest, dass die Stimme eines Menschen nur das produzieren kann, „was die Person an Hörleistung innerlich aufbauen kann“ (Kunze 2005, 71). Um diese Hypothese zu untersuchen, führte Tomatis einen Versuch durch. Er ließ Probanden in ein Mikrofon sprechen, während diese über Kopfhörer ihre eigenen Stimmen, von Tomatis künstlich modelliert, hörten (vgl. ebd.).

> „Stark schematisiert dargestellt, besteht das elektronische Ohr aus zwei Kanälen. Diese sind durch ein elektronisches Element miteinander verbunden, dank dessen die Versuchsperson von einem defekten zu einem besser modulierten Hören übergehen kann.“ (Tomatis 1995, 102)

Gleichzeitig legte ein anderes System von elektronischen Kanälen den rechten Hörkanal frei, über welchen die künstlich modellierte Stimme zu hören war. Das linke Ohr trug nicht die Funktion, einzelne Töne wahrzunehmen, sondern die eigene Stimme so zu hören wie die Testperson sie kannte. Insgesamt wurde darauf geachtet, dass alle Geräte qualitativ hochwertig und einwandfrei waren (vgl. ebd.). Bestimmte Frequenzbereiche der Stimmen, die über Kopfhörer zu hören waren, wurden teils verstärkt und teils weggenommen. Dadurch sollte festgestellt werden, inwieweit sich die Stimmqualität der Probanden und Probandinnen veränderte. Tomatis konnte beobachten, dass die Testpersonen, sobald sie ihre eigenen künstlich modellierten Stimmen über Kopfhörer wahrnahmen, automatisch und unbewusst ihre Phonation auf die künstlich modellierte Klangvorstellung umstellten. Demnach nahmen sie unbewusst die gleichen Frequenzbereiche, welche auch in den Kopfhörern fehlten, in ihrer Stimme weg und verstärkten jene Frequenzbereiche, welche auch in der künstlich modellierten Stimme verstärkt wurden (vgl. Kunze 2005, 71). Dieser Versuch bewirkte eine lautliche Konditionierung, die auf die auditive Konditionierung folgte. Nach den Aussagen von Tomatis begann die Konditionierung in den ersten Behandlungstagen zu funktionieren und dauerte nach einer halbstündigen Sitzung ungefähr eine halbe Stunde an. Nach einigen Wochen hielt die Konditionierung bei regelmäßigen halbstündigen Sitzungen permanent an (vgl. Tomatis 1995, 104). Kunze beschreibt diesen Vorgang folgendermaßen:

> „[...] durch die Simulation des Ohres wird offensichtlich sofort sogar ein Produktionsprozess, ein klanglicher Produktionsprozess in Gang gesetzt, gegen den Sie sich noch nicht einmal wehren könnten. Es ist also eine unbewusste Einstimmung auf das innerlich erzeugte Klangbild." (Kunze 2005, 71)

Ein weiterer Versuch von Tomatis bestand darin, ein Gerät zur Stimulation des Ohres zu entwickeln, „was in regelmäßigen Impulssetzungen dem Ohr die Möglichkeit gibt, auf bestimmte akustische Reize sich einstellen zu müssen und damit dauerhaft bestimmte Frequenzbereiche wieder zu aktivieren" (ebd., 72). Er setzte diese wiederholte Simulation als Therapie zur dauerhaften Verbesserung der menschlichen Hörfunktion und Phonation bei Sängern mit Regulierungs- oder Funktionsstörungen ein.

Diskussion

Insgesamt lässt sich in Bezug auf den funktionellen Nachvollzug von Stimmen festhalten, dass viele Autoren von dessen Wirkung und Funktion überzeugt sind. Dennoch ist das Thema bisher kaum erforscht worden. Auch die Darstellungen von Tomatis bestehen nicht aus wissenschaftlich erforschten Erkenntnissen, sondern lediglich aus eigenen Beobachtungen und Überzeugungen. Mit seinen Versuchen will Tomatis in den 1950er Jahren zeigen, dass das menschliche Ohr und die menschliche Stimme konditionierbar sind. Dass es seiner Meinung nach möglich ist, die Stimme eines Menschen durch das Verändern bestimmter Frequenzbereiche zu verändern, kann somit ein gutes Indiz dafür sein, dass das Nachempfinden von Stimmen funktioniert. Im Vordergrund der vorliegenden Arbeit steht dabei eine fremde gesungene Stimme, die physiologische Gesangsstimme, mit der Zielsetzung, dass diese physiologisch nachempfunden wird und eine Sprechstimmverbesserung bei den Testpersonen bewirkt. Tomatis ist überzeugt davon, dass jeder Mensch seine eigene Stimme in derselben Form, wie er sie selbst hört, nachempfindet und produziert. Die Ergebnisse der Stimmanalysen der Pilotstudie (Nespital 2008) haben ergeben, dass das Nachempfinden fremder Gesangsstimmen möglich ist. Somit kann man die Feststellungen von Tomatis insgesamt bestätigen. Da bei Tomatis weder die Voraussetzungen und Kriterien für die Versuche noch nähere Erläuterungen zu den Testpersonen vorliegen, müssen seine Ergebnisse und seine methodische Vorgehensweise kritisch und distanziert betrachtet werden. Für die vorliegende Untersuchung ist lediglich seine Aussage, dass es möglich sei, Stimmen nachzuempfinden und für sich selbst positiv zu nutzen, relevant. Es ist anzunehmen, dass der funktionelle Nachvollzug nicht bei jedem Menschen in gleicher Weise funktionieren kann, da die musikalischen und stimmlichen Vorlieben sowie die musikalischen und empathischen Fähigkeiten bei jedem Menschen unterschiedlich ausgeprägt sind und somit ein unterschiedliches individuelles Wahrnehmen und Nachempfinden beinhalten.

5. Stimme und ihre Merkmale

> „Stimme ist das Hervorbringen von Lauten bestimmter Höhe und Klangfarbe. Die *Höhe* des Tones hängt von der Spannung, Länge und Dicke der Stimmlippen ab, die *Lautstärke* von der Stärke des Luftstromes und die *Klangfarbe* von den sog. Resonanzräumen (Mundhöhle, Rachenhöhle, Nasenhöhle)." (Bergauer 1998, 57, Kursiv im Original)

Bergauers Definition ist ebenfalls der Wirkungsfaktor des subglottischen Drucks auf die Stimme hinzuzufügen. Jeder Mensch hat eine unverwechselbare Stimme, „eine typische, zur Person gehörende Klangkonstante" (Dietzel 2000, 163), welche den individuellen Stimmklang auszeichnet. Der Stimmklang, welcher zur Persönlichkeitsstruktur gehört, setzt sich akustisch aus individuell verschiedenen Einzelfrequenzen (Tonhöhen) zusammen. Häufig wird in diesem Zusammenhang der individuelle Grundton genannt. Pétursson / Neppert weisen jedoch darauf hin, dass „man nach der heutigen akustisch üblichen Begriffsführung nur dann von einem Grundton sprechen [darf], wenn aus einem Klangspektrum die 1. harmonische Teilschwingung herausfiltriert worden und diese über einen Schallwandler als dieser einzige Sinuston tatsächlich hörbar gemacht worden ist" (Pétursson / Neppert 2002, 130). Da dies bei dem Zusammenspiel der verschiedenen Einzelfrequenzen eines Stimmklangs nicht zutrifft, darf das bei der Verwendung des Begriffs *Grundton* in diesem Zusammenhang nicht außer Acht gelassen werden.

„Stimme ist also das Spezifische einer Person, das, was von ihr zum Klingen kommt, was von ihr hörbar wird" (Stengel / Strauch 1996, 20). Somit spiegelt die Stimme Persönlichkeit und die Befindlichkeit wieder und hat einen großen Erkennungswert. Der Stimmklang kann vom Menschen bewusst verändert, aber auch, bedingt durch Emotionen und äußere soziale und gesellschaftliche Einflüsse, unwillkürlichen Schwankungen unterliegen.

> „Die seelische Verfassung, ‚die Stimmung', in der sich ein Mensch befindet, die Situation, in der eine Stimme erklingt, oder die gesellschaftliche Position, von der aus gesprochen wird, prägen den Klang einer Stimme oft entscheidend." (Wendler et al. 2005, 96)

Somit kann es passieren, dass ein Mensch seine Stimme aufgrund seiner emotionalen Verfassung nicht gut kontrollieren kann, so dass sie mehr über eine Person verrät, als dieser zeigen möchte. Dies kann beispielsweise in Form eines weinerlichen oder harten Stimmklangs erfolgen (vgl. Stengel / Strauch 1996, 20).

„Physiologisch gesehen ist die Stimme ein Ergebnis des Zusammenspiels verschiedener Teile unseres Organismus“ (Stengel / Strauch 1996, 19). Es setzt sich aus der Atmung, welche als Windkessel funktioniert, dem Kehlkopf, in welchem die Tonerzeugung stattfindet und im Ansatzrohr, dem Raum oberhalb des Kehlkopfes, in dem der Klang geformt wird, zusammen (vgl. ebd.).

Da der Einfluss der physiologischen Gesangsstimme auf die Sprechstimme unter anderem bei Probanden und Probandinnen mit funktionellen Stimmstörungen getestet werden soll, ist es notwendig, sowohl Stimmmerkmale beim Sprechen und Singen als auch die einer gesunden und einer funktionell gestörten Stimme zu unterscheiden und genauer zu betrachten (vgl. Nespital 2008, 15-19).

5.1 Stimme beim Sprechen und Singen

Trotz des Wissens um die Abhängigkeit der Stimme von der Befindlichkeit einer Person wird häufig von der Vorstellung einer ästhetischen perfekten Stimmgebung gesprochen. Tatsächlich ist es möglich, sofern keine organischen Störungen der Stimme vorliegen, durch erlernbare Techniken, Methoden und Übungen eine im physiologischen Sinne gute Stimmgebung zu erlangen. Dennoch weisen Stengel und Strauch darauf hin, dass eine technisch einwandfreie Stimme auch an Authentizität verlieren kann.

> „Wenn wir authentisch sein wollen, müssen wir akzeptieren, daß unsere Stimme nicht immer in gewünschter Weise gehorcht. Nicht die Stimme ist das Instrument, sondern der ganze Mensch.“ (Stengel / Strauch 1996, 21)

Folglich darf beim Stimmtraining die Persönlichkeit und Befindlichkeit einer Person nie ausgeblendet werden. Dies gilt sowohl für die Sprecherziehung, welche die Sprechstimme trainiert, als auch für den Gesangsunterricht, in welchem die Gesangsstimme ausgebildet wird.
Der Unterschied zwischen Sprechen und Singen liegt vor allem in der „Verschiedenartigkeit der melodischen Tonbewegungen“ (Wendler et al. 2005, 97). Die Tonbewegungen beim Sprechen sind gleitend und nicht festgelegt. Sie bilden sich auf dem Grundton und um ihn herum. Beim Gesang bestimmen „sprunghafte Änderungen mit festliegenden Tonhöhen und Intervallen den melodischen Ablauf“ (ebd.). Während Sprechen in fast jeder Körperhaltung erfolgen kann, ist der Mensch beim Singen (besonders im Kunstgesang) auf eine gute Haltung, Atmung und Stütze angewiesen. „Die Atmung läuft beim Singen differenzierter ab als beim Sprechen und der Stützvorgang wird intensiver erlebt“ (ebd.).

Grundvoraussetzungen bei der klassischen Gesangstechnik sind Lockerheit im gesamten Körper und Kehlkopf, eine optimale Haltung und Gesamtkörperspannung ohne Fehlspannungen, eine gut gestützte Atmung sowie eine resonanzreiche gesunde Stimme. Um die Technik des Kunstgesangs beherrschen zu können, müssen die Wahrnehmungsfähigkeit sowie das musikalische Gehör geschult sein. Durch die Vorstellung (Imagination) seines Ohres wird die Technik für einen Menschen erkennbar und anwendbar. „Aber solche wahrgenommenen Klangbilder sind auch zugleich der *Antrieb,* das stimulierende Agens, wodurch die Vorgänge und dazu jene >>inneren Empfindungen<< ausgelöst werden" (Husler / Rodd-Marling 2003, 27, Zeichen im Original). Diese sensorisch-motorischen Erlebnisse werden im Gehirn gespeichert und üben somit eine kontrollierende Funktion auf die Gesangstechnik aus (vgl. ebd., 26f.). Bei allen Sängern und Sängerinnen ist nach Faltin der weiche Gaumen in tiefer Lage flach und wulstig gespannt. Je höher aber gesungen wird, desto mehr richtet sich das Zäpfchen am freien Rand des Gaumensegels auf und bildet ab einer bestimmten Tonhöhe ein hohes Dreieck. Bei sehr hohen Stimmen ist das Zäpfchen nicht mehr zu sehen. Je spitzer das Dreieck wird, desto heller klingt die Singstimme. Durch die Einstellung des weichen Gaumens, des Zäpfchens und der Rachenmuskulatur ist es einem Sänger möglich, die Klangfarbe seiner gesungenen Töne zu beeinflussen. Alle Stimmgruppen verwenden beim Singen ähnliche Einstellungen am weichen Gaumen und der Rachenmuskulatur (vgl. Faltin 2000, 165f.). „Diese Einstellungen haben bei allen Stimmgruppen eine vergleichbare Wirkung auf die Tonhöhe und die Klangfarbe. An der Einstellung der Muskulatur der Ansatzräume lässt sich bewusst arbeiten" (ebd., 166).

5.2 Physiologische und unphysiologische Stimmmerkmale

Ein physiologischer Stimmgebrauch zeichnet sich durch die Orientierung auf die Indifferenzlage sowie das Sprechen in der mittleren Sprechstimmlage aus, was bedeutet, dass „mit möglichst geringem Atemdruck und angemessener Kehlkopfspannung" (Wendler et al. 2005, 97) sowie mit einer guten Artikulation und Klangbildung in den Ansatzräumen phoniert wird (vgl. ebd.). Das physiologische Stimmideal besteht aus Resonanzreichtum und Klangfülle. Die Stimme klingt weich und anstrengungslos, ist modulationsfähig und enthält keine Fehlspannungen oder Nebengeräusche (vgl. Husler / Rodd-Marling 2003, 126). Nach Bergauer kann eine Stimme als gut bezeichnet werden, „wenn sie ausschließlich unter Inanspruchnahme der für die jeweilige Leistung nötigen Muskulatur in harmonischem Ausgleich der Atmungs-, Kehlkopf- und Ansatzrohrfunktion gebildet wird" (1998, 6).

Wird die menschliche Stimme unphysiologisch gebraucht, kann dies zu funktionellen Stimmstörungen (Dysphonien) führen. Diese Krankheiten der Stimme, welche keine primär organischen krankhaften Veränderungen an den stimmbeteiligten Organen aufweisen, zeichnen sich durch eine Störung des Stimmklangs, „vorwiegend im Sinne von Heiserkeit“ (Wendler et al. 2005, 150), aus. Sie kann sich auch auf die Singstimme auswirken (vgl. Bergauer 1998, 68). Funktionell bedingte Stimmstörungen weisen Symptome wie eine mögliche Einschränkung der stimmlichen Leistungs- und Belastbarkeit, frühzeitige stimmliche Ermüdung sowie subjektive Missempfindungen im Kehlkopf und an den Stimmlippen auf (vgl. Wendler et al. 2005, 150). Die funktionellen Stimmstörungen werden in die hyperfunktionelle und die hypofunktionelle Dysphonie eingeteilt, wobei häufig auch Mischformen diagnostiziert werden. Die hyperfunktionelle Dysphonie kann durch intensives und lautes Sprechen, aber auch durch lang anhaltendes, angestrengtes Sprechen im Lärm entstehen. Der betroffene Patient hat einen erhöhten Muskeltonus und verwendet beim Phonieren sehr viel Kraft. „Als subjektive Beschwerde wird eine zunehmende Heiserkeit unter Sprechbelastung beschrieben“ (Böhme 2003, 192). Die Stimme klingt bei einer hyperfunktionellen Dysphonie oft überhöht, rau und gepresst mit harten Stimmeinsätzen. Im Verlauf dieser Stimmstörung klingt die Stimme infolge von Ermüdungserscheinungen resonanzarm, leise und belegt.

Als primäre Ursache der hypofunktionellen Dysphonie wird die Folge einer Stimmermüdung gesehen. Die Körperhaltung und die Kehlkopfmuskulatur des betroffenen Menschen ist oft unterspannt, so dass die Stimmlippen bei Phonation nicht vollständig schließen und es zu einem erhöhten Luftverbrauch kommt. Dadurch klingt die Stimme heiser, behaucht, belegt, leise und häufig auch knarrend. „Die tägliche Praxis zeigt, dass es keineswegs bei jedem Patienten gelingt, eine genaue Zuordnung in die Gruppe der hyper- und hypofunktionellen Dysphonien zu erreichen“ (ebd.). Daher sollte die Einteilung in hyper- und hypofunktionelle Dysphonien erst erfolgen, wenn eine eindeutige Differenzierung möglich ist. Ist eine solche Spezifizierung nicht erkennbar, da es sich beispielsweise um eine Mischform aus unterspanntem Muskeltonus des Körpers (Hypofunktion) und überhöhter Anspannung des Kehlkopfs als Kompensationsmittel handelt, sollte bei der Diagnose einer allgemeinen funktionellen Dysphonie geblieben werden (vgl. Wendler et al. 2005, 154).

5.3 Stimmtherapie bei funktionellen Stimmstörungen

Die Stimmtherapie von funktionellen Stimmstörungen strebt neben der Normalisierung der gestörten Sprech- bzw. Singstimme ebenso das Erlangen einer belastungsfähigen Sprechstimme an, da diese eine ausreichende Kommunikationsfähigkeit sichert. Somit ist ein ästhetisch-schöner Stimmklang nicht unbedingt das Endziel bzw. das Endresultat der Stimmtherapie einer funktionellen Stimmstörung (vgl. Böhme 2003, 252).

> „Therapeutische Maßnahmen haben zum Ziel, unphysiologische Spannungszustände abzubauen bzw. ausreichende Arbeitsspannung herbeizuführen, je nachdem, ob hyper- oder hypofunktionelle Abweichungen vorliegen.“ (Wendler et al., 155)

In jedem Fall ist bei der Stimmtherapie einer funktionellen Stimmstörung darauf zu achten, die Therapie individuell auszurichten, da die hyper- oder hypofunktionellen Abweichungen beim Patienten sehr unterschiedlich ausgeprägt sein können und sich diese auch im Laufe der Therapie verändern können (vgl. ebd.). Liegt eine Stimmstörung mit vorwiegend hypofunktionellen Abweichungen vor, so deutet dies auf eine gesamtkörperliche Unterspannung des Patienten hin und verlangt eine Therapie, welche mehr Spannung des Muskeltonus und mehr Fokussierung der Stimme beinhaltet. Im Gegensatz dazu wird bei der hyperfunktionellen Stimmstörung, welche sich durch eine Überspannung des Kehlkopfs und der gesamtkörperlichen Haltung äußert, eine Entspannung der Artikulationsorgane angestrebt. Damit soll eine mit der Stimmstörung einhergehenden Überanstrengung der Stimmorgane abgebaut werden (vgl. Böhme 2003, 252). Während der Stimmtherapie von funktionellen Stimmstörungen sollte stets die Stimme im gesamtkörperlichen Kontext betrachtet werden. Das bedeutet, dass sowohl die Atmung und Haltung als auch die Phonation und Artikulation eines Patienten diagnostiziert und behandelt wird, da Stimmstörungen meist Defizite in diesen Bewegungsabläufen aufweisen (vgl. ebd.).

5.3.1 Angewandte Therapiemethoden bei funktionellen Stimmstörungen

Für die Therapie von funktionellen Stimmstörungen gibt es verschiedene methodische Ansätze.

> „Grob unterscheiden lassen sich **dabei rein funktionelle (übende)** Verfahren und Verfahren, die sich darum bemühen, in der Stimmtherapie auch den **psychosomatischen Aspekten der Stimme** und ihrer Therapie gerecht zu werden." (Hammer 2007, 154, fett im Original)

Die erste Behandlungsmethode zur Therapie von Stimmstörungen wurde von *Schlaffhorst und Andersen* (vgl. Schlaffhorst / Andersen 1928) entwickelt, welche die gesunde Atmung als Basis für eine physiologische gesamtkörperliche und seelische Entwicklung in den Vordergrund stellt (vgl. Hammer 2007, 154) und somit ihren Schwerpunkt in der „Rehabilitation des gesamten akustischen Ausdrucks über Eutonisierung der Spannungsverhältnisse, Koordinierung von Atem- und Körperbewegung und Aktivierung aller Funktionen" (Böhme 2003, 258) haben.

Zu den klassischen Behandlungsverfahren zählen die um 1952 entwickelte *Kaumethode nach Fröschels, Atemwurfübung nach Fernau / Horn* (vgl. 1955/1956) und die *Nasalisierungsmethode nach Pahn* (vgl. 2000), welche überwiegend am Ansatzrohr als Resonanzraum ansetzen „mittels Kauübungen, Weitung des Rachens, Federung des Kehlkopfes sowie Ausbau der Resonanzen im Bereich der Nasenräume" (Hammer 2007, 154). Bei der *Kaumethode nach Fröschels* werden Kaubewegung und Stimmgebung in der Übung miteinander verknüpft. Grundgedanke dieser Übung beinhaltet, dass sich das Sprechen aus dem Organ für Atmen und Essen entwickelte und somit miteinander in Verbindung gebracht werden kann. Durch den empfundenen Genuss beim Essen, der bei der Übung assoziiert wird, soll sich dieser Genuss auf die Stimmgebung übertragen und damit eine weichere Stimmgebung erzeugt werden. Dies ist für die Therapie von hyperfunktionellen Abweichungen von Belang. Im Gegensatz dazu werden bei hypofunktionellen Abweichungen *Stoßübungen nach Fröschels* angewandt, welche eine Spannungssteigerung des gesamtkörperlichen Tonus hervorrufen sollen. Bei der Übung werden die Arme mit den Fäusten nach vorne gestoßen, während dabei Silben wie „pa", „pe", „pi" usw. gesprochen werden (vgl. Böhme 2003, 256). Um die Atmung nicht nur zu erspüren, sondern auch zu mobilisieren, wird meist die *Atemwurfübung nach Fernau / Horn* eingeführt. Diese soll durch aktives Gähnen, federnde Kontraktionen der Bauchmuskulatur, stimmhaftes Seufzen und Bauchatmung eine Weitung des Kehlraums und des Vokaltraktes bewirken (vgl. ebd.).

Weiterführende Behandlungsmethoden wurden nach 1970 entwickelt. Darunter zählen Konzepte wie die *Athemrhythmisch angepasste Phonation nach Coblenzer-Muhar* (vgl. 2006) und die *Akzentmethode nach Smith* (vgl. Smith / Thyme 1980). „Bei beiden Methoden steht die Koordination von Bewegung, Artikulation, Phonation und Atmung im Zentrum des Vorgehens" (Hammer 2007, 154). Im Vordergrund der *Akzentmethode* stehen rhythmische Veränderungen der phonatorischen und verbalen Aktivitäten (vgl. Böhme 2003, 258).

Des Weiteren haben sich Therapiemethoden mit einem ganzheitlichen Vorgehen etabliert. Das *Prinzip der Ganzheit* wurde von Hans Krech vor mehr als 50 Jahren entwickelt und zum Arbeitsprinzip für die Stimmtherapie erhoben.
Krechs *kombiniert-psychologische Übungsbehandlung* dient der vielschichtigen Herangehensweise an den Menschen mit einer Stimmstörung. Somit bindet diese Ganzheitstherapie nicht nur die reine Stimmtherapie durch beispielsweise die Anwendung der Kaumethode nach Fröschels oder der Atemwurfübungen von Fernau-Horn, sondern auch psychologische und soziale Gesichtspunkte in die Diagnostik und Therapie mit ein (vgl. Krech 2011, 147f. und 160).

> „Sie sieht u.a. mit Epiktet nicht allein in menschlichen Wirren und Schwierigkeiten das Scheitern des Patienten, sondern vor allem in seinen Meinungen von diesen Wirren und Störungen." (Krech 2011, 160)

Neben der *kommunikativen Stimmtherapie*, welche die stimmliche, körperliche und psychische Rehabilitation zum Ziel hat, wird das *Konzept der integrativen und interaktionalen Stimmtherapie (KIIST) nach Spiecker-Henke* (1997) eingesetzt, welches eine ganzheitliche Betrachtungsweise körperlicher, geistiger, sozialer und emotionaler Aspekte vorsieht (vgl. Böhme 2003, 259). Ebenso gilt als neueres Verfahren die *personale Stimmtherapie (PST),* welche sich durch eine funktionale und personale Betrachtungsweise auszeichnet (vgl. ebd.) und als ein Wechselspiel von Funktionstherapie und Psychotherapie erfolgt (vgl. Stengel / Strauch 1996, 23). Während sich die Stimmtherapie bei vielen Konzepten auf Übungen zur Stimme und Atmung beschränkt, legt die personale Stimmtherapie einen Schwerpunkt auf die psychische Befindlichkeit des Patienten und integriert sie in das therapeutische Vorgehen (vgl. ebd.). Demzufolge ist „Arbeit an der Stimme [...] bewusste Arbeit an der Person" (ebd., 26).

Ein ebenso neueres Konzept ist das *Funktionelle Stimmtraining* (vgl. Rohmert 1989), welches im Gegensatz zu den oben genannten neueren Verfahren „eine funktionsbezogene Stimmschulung beinhaltet, die ihren Ursprung in der Gesangspädagogik findet" (Hammer 2007, 154).

Außerdem greifen Stimmtherapeuten auch die Methode der *integrativen Stimmtherapie* auf, welche sechs Therapiebereiche (Wahrnehmung, Sprechen, Stimme, Atmung, Haltung und Bewegung, Intention) umfasst und in drei Phasen (Konfrontation und Entscheidung, vertieftes Tun und Üben, Stabilisierung und Transfer) eingeteilt ist (vgl. Böhme 2003, 259f.).

Wie oben erwähnt geht eine funktionelle Stimmstörung oft mit körperlichen Fehlspannungen einher. Folglich ist der normale Spannungszustand (Eutonie) verändert, welcher durch spannungsregulierende Methoden behandelt werden kann. Dazu gehören das *funktionelle Entspannen* (allmähliches Entwickeln des körperlichen Eigenrhythmus) bei psychomotorischem Leidensdruck, *autogenes Training* (Selbstregulation über Selbsthypnose), *progressive Muskelrelaxation, Yoga,* die *Feldenkrais-Methode* (Bewusstheit durch Analyse von Bewegungen) (vgl. ebd., 257) sowie die *konzentrative Entspannung*, welche aus Übungen zur Tonusregulierung der Muskulatur besteht (vgl. Wilda-Kiesel 1981, Aderhold / Wolf 2002, 16ff.).

Nach Krech soll das von ihm 1952 entwickelte *Entspannungstraining (ET)* als Modifikation der *kombiniert-psychologischen Übungstherapie* angewendet werden (vgl. Krech 2011, 169). Das Entspannungstraining besteht aus dem Erleben der Kombination aus körperlichen Wahrnehmungsaspekten von Schwere und Wärme mit einem damit verbundenen Wohlgefühl und zielt darauf ab, die „stimmlichen, körperlich spürbaren (scheinbaren) Unlustherde" (Krech 2011, 170) wahrzunehmen und zu verorten. Hierbei spielt auch das Wahrnehmen eingespielter Musik eine Rolle.

> „Die Wirkungen dürften […] in einer Übertragung der vollzogenen Atmung, des vollzogenen inneren Singens eben in einer bestimmten Spannungsstufe, aus einer bestimmten Stimmung heraus beruhen, die zwangsweise wieder im Hörer durch das funktionelle Hören evident werden muss." (Krech 2011, 172)

Die progressive Muskelrelaxation nach Jacobson (vgl. Jacobson 1999), welche zwischen 1908 und 1934 von dem Physiologen Edmund Jacobson entwickelt wurde (vgl. Hammer 2007, 166), funktioniert auf der Basis von An- und Entspannen verschiedener Muskelgruppen, während die *Feldenkrais-Methode* (vgl. Feldenkrais 1996) „auf einer Kombination der Grundlagen fernöstlicher Kampfkunst, Physik, Mechanik, Elektrotechnik, Anatomie und Verhaltenspsychologie" (Hammer 2007, 167) basiert.

Ebenso können begleitend zur Stimmtherapie *Biofeedback* (computergestützte Veranschaulichung der Stimmlippen und ihrer Funktionen) oder Elemente aus der *Musiktherapie* angewandt werden (vgl. Böhme 2003, 260).

Bei allen genannten Therapiemethoden werden, trotz unterschiedlicher Ansätze und Methoden, gemeinsame Ziele verfolgt, nämlich „der Abbau der Fehlfunktionen und der Aufbau der Vollfunktion der Stimme“ (Bergauer 1998, 1).

5.3.2 Therapieprognose bei funktionellen Stimmstörungen

Die Erfolgsrate der Therapie von funktionellen Stimmstörungen liegt nach Wendler et al. bei 60 bis 75 Prozent und wird daher als befriedigend angesehen (vgl. Wendler et al. 155). Auch nach Böhme bleibt der Behandlungserfolg bei 20 bis 40 Prozent der Patienten und Patienten und Patientinnen aus, da der Patient gewisse Voraussetzungen für eine erfolgreiche Therapie mitbringen muss (vgl. Böhme, 253). Nach Böhme und anderen Autoren bezieht sich dies u.a. auf gewisse musikalische Fähigkeiten, da der Patient bzw. die Patientin auf sein bzw. ihr Gehör, Empfinden der eigenen und das Nachempfinden der Stimme des Therapeuten bzw. der Therapeutin angewiesen ist (vgl. ebd., 253). Das bedeutet: Je unmusikalischer ein Patient ist, desto geringer sind die Erfolgschancen der Therapie. Außerdem spielen für den Therapieerfolg von funktionellen Stimmstörungen sowohl die konstitutionell-emotionale Verfassung des Patienten bzw. der Patientin als auch die Konsequenz der Stimmstörung eine entscheidende Rolle. Handelt es sich bei der Stimmstörung um ein inkonsequentes Auftreten des gestörten Stimmklangs, ist dies schwierig zu therapieren und verringert somit die Erfolgschancen der Therapie (vgl. ebd., 253).
Folglich kann festgehalten werden, dass die Therapieprognose bei musikalischen, emotional-stabilen Patienten und Patientinnen mit einer funktionellen Stimmstörung gut ist, während die Erfolgsrate bei unmusikalischen oder emotional-labilen Menschen mit einer funktionellen Stimmstörung deutlich schlechter ausfällt.

5.4 Bezug zur vorliegenden Untersuchung

In der Pilotstudie der Diplomarbeit „Der funktionelle Nachvollzug der physiologischen und der unphysiologischen Gesangsstimme bei funktionell bedingten Stimmstörungen“ (Nespital 2008) ergaben die Untersuchungen, dass sich der Stimmklang der jeweiligen Testperson signifikant verbesserte. Um diese Erkenntnisse für den Stimmtherapiebereich nutzen zu können, ist es notwendig herauszufinden, welche Voraussetzungen für den funktionellen Nachvollzug von Gesangsstimmen gegeben sein müssen.

Aufgrund der schlechten Therapieprognose (vgl. 4.3.2) soll in der vorliegenden Studie untersucht werden, in welchem Maße musikalische Fähigkeiten für das funktionelle Nachempfinden einer physiologischen Gesangsstimme ausgeprägt sein müssen. Es ist anzunehmen, dass gute musikalische Fähigkeiten eines Menschen nicht grundsätzlich die Voraussetzung für das funktionelle Nachvollziehen einer Gesangsstimme bilden, da es um den Nachvollzug des Spannungszustandes des entsprechenden Sängers geht und weniger um das musikalische Verstehen von gehörten Harmonien, Tonhöhen, Rhythmus oder anderen musikalischen Aspekten. In Anbetracht der schlechten Prognose von funktionellen Stimmstörungen bei unmusikalischen Patienten und Patienten und Patientinnen weist diese Hypothese auf eine mögliche Verbesserungschance der Prognose hin. Somit könnte eine eher unmusikalische Person mit einer funktionellen Stimmstörung mithilfe des regelmäßigen funktionellen Nachvollzugs einer physiologischen Gesangsstimme in Verbindung mit anderen Übungen (vgl. Kap.4.3.1) erfolgreich therapiert werden. Ebenso ist anzunehmen, dass der funktionelle Nachvollzug besonders für Patienten und Patientinnen mit einer Hyperfunktion (vgl. Kap.4.2) eine Stimmverbesserung hervorruft, da eine Entspannung der Artikulationsorgane und der gesamtkörperlichen Haltung ausgelöst werden kann.

6. Musikalisches Erleben und Erfahren

Beim Musikhören des Menschen laufen psychische Prozesse ab. Diese bestehen im „genussvollen Erleben, Erkennen, Verstehen und Werten der gehörten Kunstwerke“ (Brock 1985, 20). Brock beschreibt den Prozess des Musikhörens als „aktive geistige Tätigkeit in Antriebs-, Gefühls-, Erkenntnis- und Steuerungsprozessen“ (ebd., 25), welche sich gegenseitig bedingen und daher nicht getrennt voneinander beurteilt werden können (vgl. ebd.). Demzufolge spielen beim Wahrnehmen und Erleben von Musik objektive Faktoren (das Übertragungsmedium, der gesellschaftliche und situative Kontext etc.) sowie subjektive Faktoren (erworbene Persönlichkeitseigenschaften, aktuelle Bedürfnisse etc.) eine wichtige Rolle (vgl. ebd., 20ff.).

6.1 Wahrnehmungs- und Wiedererkennungsprozesse von Musik im Gehirn

Von klein auf entwickelt der Mensch ein Gespür für die Wahrnehmung der Komplexität von Musik. Das bedeutet, er empfindet die Musik, die er wahrnimmt, und stimmt sich für die Gefühle auf organischer Ebene ein. Er bekommt ein Gefühl für das „Sicheinlassen auf angenommene und ausgewählte Reize der Umwelt“ (Schurian 1986, 127), nicht nur im Bereich der Musik, sondern auf jeder Ebene der Wahrnehmung.

Musikalische Eindrücke werden im Laufe des Lebens im Gedächtnis abgespeichert. Dieses wird in drei Teilsysteme, nämlich in das sensorische Register (Echogedächtnis), das Kurzeitgedächtnis und in das Langzeitgedächtnis eingeteilt. Das sensorische Register funktioniert wie ein visuelles Nachbild oder Echo, da es bis zu ungefähr fünf Sekunden nach der wahrgenommenen Information abrufbar ist. Die Funktion dieser Gedächtnisform ist sehr labil, da es nicht nur relevante, sondern auch irrelevante Informationen, welche die Weiterverarbeitung vorangegangener Informationen beenden können, speichert. Das Kurzzeitgedächtnis ist unter anderem zuständig für das „Wiederholen neu eingegangener Information“ (Nauck-Börner 1987, 16). Diese Wiederholungen führen zu längerer Speicherung im Kurzzeitgedächtnis und ermöglichen somit Umkodierungs- und Speicherungsprozesse. Durch die Wiederholung können sie im Langzeitgedächtnis abgespeichert werden. Informationen, die nicht wiederholt werden, gehen verloren, weil sie durch neue Informationen verdrängt werden (ebd., 16f.).

Der menschliche Merkprozess wird in ein episodisches und ein semantisches Gedächtnis eingeteilt. Das semantische Gedächtnis bezieht sich auf Inhalte, die im Gedächtnis als abstrahiertes Wissen abgespeichert werden. Das episodische Gedächtnis dagegen betrifft die persönlichen autobiografischen Erfahrungen, demnach den individuellen Raum-Zeit-Bezug. Folglich greift ein Mensch, während er bei einem musikalischen Stück beispielsweise die Tonart und den musikalischen Aufbau beschreibt, auf sein semantisches Gedächtnis zurück. Sein episodisches Gedächtnis kann auf die Erinnerungen zurückgreifen, die darüber Auskunft geben, wann er dieses Stück zum ersten Mal gehört hat und was er dabei empfunden hat. „Im semantischen Gedächtnis kann man durch logisches Schließen oder durch Neugruppierungen von Inhalten neues Wissen generieren, im episodischen nicht“ (ebd., 20). Dennoch könnte das episodische Gedächtnis eine wesentliche Rolle für die Ausprägung und das Überdauern musikalischer Präferenzen spielen (vgl. ebd., 19f.).

Beim musikalischen Erkennungs- und Merkprozess spielen viele Faktoren eine Rolle. Untersuchungen haben ergeben, dass einzelne Töne für den Menschen schwieriger zu merken sind als das Auffassen der Bestandteile einer Melodie.

> „Die Zusammenfassung von kleinen Einheiten wie Tönen, Zahlen oder Buchstaben zu größeren Einheiten, sog. Chunks, erlaubt das Behalten von mehr Information, da die Größe der Chunks keine Rolle spielt.“ (ebd., 19)

Dieses Denken in Einheiten wird in der Literatur als Schematheorie bezeichnet. Sie hat einen hohen Allgemeinheitsgrad und ist auf alle Gehirnprozesse anzuwenden. In Bezug auf das musikalische Gedächtnis meint die Schematheorie ein vorrangig intuitives Erkennen von musikalischen Stilen, das Erfassen von musikalischen Formteilen beim Hören, das Behalten und Wiedererkennen von Melodien sowie die Wahrnehmung und Beurteilung einfacher harmonischer Bezüge oder Intervalle (vgl. ebd., 27). Damit wäre die Schematheorie eine Erklärung dafür, warum der Mensch musikalische Formen beim ersten Hören eines Musikstückes erkennen kann.

> „[…] der Hörer muss das Gehörte mit seinen im Gedächtnis repräsentierten Schemata von ihm bekannter Musik und von Wissen über Musik vergleichen und adäquate Schemata aktivieren, die er überprüfen und gegebenenfalls zurückweisen oder abändern muss.“ (ebd., 27)

Je komplexer und umfangreicher ein Musikstück ist, desto strategischer muss das menschliche Gehirn vorgehen. Die meiste Aufmerksamkeit richtet das Gehirn auf wahrgenommene hohe Töne, da diese den Bereich betreffen, „in dem Konsonanten ihre größte Energie entfalten“ (Jourdain 1998, 209). Die zweitwichtigste Rolle in der Musik spielen die Basstöne, da sie das Fundament bilden, auf dem die Melodie aufbaut. Die Basslinie und die Melodie legen somit die Musik fest. Sie funktionieren „als eine Art Hülle um den musikalischen Klang“ (ebd., 310) und sind für das Gehirn am einfachsten zu erfassen. Die Mittelstimmen stellen meist die Füllstimmen dar und bekommen vom Gehirn die wenigste Aufmerksamkeit. Die Aufmerksamkeit des Zuhörers ist wechselweise auf unterschiedliche Stimmen gerichtet (vgl. ebd., 308). Somit sortiert das menschliche Gehirn die Musik nach Aspekten und arbeitet mit Antizipationen, um die Strukturen klar zu erkennen. Das Gehirn kann zwar nie alles erfassen, aber es stellt Vermutungen für den nicht beobachteten Bereich an (vgl. ebd., 303ff.). Es nimmt somit über Antizipationen wahr und vervollständigt die Eindrücke dann durch semantische Informationen. Das bedeutet, „es formuliert Wahrnehmungshypothesen, die es dann bestätigt“ und in Schemata einordnet (ebd., 208).

Da das menschliche Gehirn aus dem Überangebot der Reize, mit dem es jede Sekunde seines Lebens konfrontiert wird, bestimmte Reize auswählen und aussortieren muss, kategorisiert es nach Identitäten oder Positionen der angebotenen Objekte. Folglich führt das aber auch zu einer Einschränkung der Wahrnehmung, die der Mensch in Kauf nehmen muss, um sich überhaupt orientieren zu können. Bei der Wahrnehmung der Musik könnte das Gehirn eine sehr große Anzahl von Tönen und Klangkomplexen unterschiedlicher Frequenzbereiche analysieren, aber es „identifiziert nur eine kleine Anzahl von Unterbereichen, von Kategorien“ (Jourdain 1998, 93). Diese Kategorisierung dient nicht nur der Vereinfachung des Musikalischen, sondern bezieht sich auf alle mentalen Aktivitäten. Demnach hat selbst die unmittelbare Erfahrung von Musik weniger etwas mit der reinen Schallwahrnehmung zu tun als viel mehr mit der aktiven Interpretation dieses Schalls durch das Gehirn (vgl. ebd., 93f.).

Das Wahrnehmen und das Erkennen von Musikformen stehen im engen Zusammenhang mit der Aufmerksamkeit, welche der Hörer zielgerichtet einsetzt. Obwohl der Mensch bei gerichteter Aufmerksamkeit nicht gleichzeitig mehrere Ereignisse beachten und verarbeiten kann, ist es ihm dennoch möglich, Mehrstimmigkeit (Polyphonie) in der Musik wahrzunehmen.

> „Der Eindruck von Polyphonie basiert auf der durch schnelles Tempo, Tonhöhen- und z.T. auch Klangfarbenunterschiede […] hervorgerufenen Organisation von sukzessiven Elementen zu scheinbar gleichzeitig erklingenden Melodiegruppen.“ (Börner 1987, 33)

Der Mensch nimmt beim Hören von mehrstimmigen Musikstücken entweder ein einheitliches Ganzes oder kleinere Fragmente wahr. Das separate Hören von mehreren gleichzeitig erklingenden Melodien ist ihm aber nur durch gesteuerte Aufmerksamkeitsprozesse möglich. Er wechselt permanent zwischen den einzelnen Melodien und erkennt somit die Mehrstimmigkeit (vgl. ebd., 33f.). Das Erkennen von Mehrstimmigkeit entwickelt sich allerdings erst im Laufe des Lebens. Als Kind werden in der Musik besonders die hohen Töne gehört. Erst mit zunehmendem Alter ist es dem Menschen möglich, auch die Bass- und Mittelstimmen zu erkennen (vgl. ebd., 34).

Das menschliche Melodiegedächtnis ist nicht von absoluten Tonhöhen abhängig. Das bedeutet, dass der Mensch ein ihm bekanntes Lied in jeder beliebigen Tonart wieder erkennt und dabei nicht bestimmen kann, ob es sich um eine transponierte Form des Liedes oder das Original handelt. Wichtig für das Wiedererkennen von Melodien sind Rhythmus und Harmonik, Helligkeit und Tonigkeit, sowie die Tonhöhenwahrnehmung. Gleichermaßen ist die Kontur von Bedeutung, da der Mensch durch auf musikalische Traditionen beruhende Hörerfahrungen geprägt ist (vgl. ebd. 104f.).

Obwohl die Verarbeitung von Musik im Gehirn nicht vollständig erforscht worden ist, wird davon ausgegangen, dass „musikalische Formen ähnlich wie Harmonik als gelerntes, häufig implizites Wissen repräsentiert sind und Prozesse der Aufmerksamkeit und des Gedächtnisses steuern“ (ebd., 105f.).

6.2 Musikalische Entwicklung beim Menschen

Die Untersuchungen zur Entwicklung musikalischer Fähigkeiten sind bis ins 19. Jahrhundert zurückzuführen. Dennoch mangelt es bis heute an „übergreifenden Theorien, die die verschiedenen Teilergebnisse aufeinander beziehen und integrieren“ (Gembris 1987, 116). Einen wichtigen Beitrag zur Entwicklung musikalischer Fähigkeiten liefert Piaget durch seine entwicklungspsychologischen Erkenntnisse. Piagets Entwicklungstheorie beschreibt mehrere Entwicklungsphasen des Menschen, welche vom ersten Monat bis zum Alter von 12 Jahren reichen und von der musikalischen Entwicklungsforschung aufgegriffen und übernommen werden. Nach Piaget entsteht in der ersten Entwicklungsphase, welche sich von der Geburt bis zum zweiten Lebensjahr erstreckt, die sensumotorische Intelligenz des Kindes. Daraus folgt, dass das Kind, durch Anwendung erster Reflexe und Reaktionen, Gewohnheiten entwickelt, indem es ursprüngliche reflexartige Lautäußerungen mit neu entdeckten Lauten und Tönen kombiniert und diese stets wiederholt (vgl. ebd., 116ff.). Bereits mit wenigen Monaten besitzt der Säugling die musikalischen Fähigkeiten, Gruppen, Rhythmen und Melodiekonturen zu erkennen und zu unterscheiden.

> „Harmonische Beziehungen zwischen Akkorden, die in unserer westlichen Kultur eine wichtige Rolle spielen, werden erst später durch kulturelle Vermittlung erworben." (vgl. Spitzer 2004, 166f.)

Die zweite größere Entwicklungsphase liegt nach Piaget zwischen dem vierten und siebten Lebensjahr. In diesem Zeitraum wird die „Unfähigkeit des Kindes, zwei oder mehr Aspekte der Wahrnehmung gleichzeitig zu beachten und zu koordinieren" deutlich (Gembris 1987, 119). Für die musikalische Wahrnehmung bedeutet dies, dass es einem Kind in dieser Entwicklungsphase unmöglich ist, beim Hören eines Liedes gleichzeitig Melodie und Rhythmus zu erfassen. Somit orientiert es sich beim Singen eines Liedes entweder an dessen melodischer Kontur oder an dem Sprachrhythmus des Liedtextes (vgl. ebd.).

Erst in der dritten Entwicklungsstufe, welche das Alter von sieben bis zwölf Jahren umfasst, lernt das Kind, mehrere Wahrnehmungs- und Handlungsaspekte miteinander zu koordinieren. Damit besitzt es die Fähigkeit, musikalische Parameter wie Rhythmus, Melodie und Harmonie sowie deren Verläufe und Veränderungen in einem Musikstück gleichzeitig zu erkennen (vgl. ebd., 119f.).

Piaget beschreibt die letzte Entwicklungsphase, welche mit dem 12. Lebensjahr beginnt, als Stadium, in dem sich das Denken von konkreten Gegenständen löst und das Kind in der Lage ist, formal-logische Denkprozesse durchzuführen. Dies ist möglicherweise der Grund dafür, dass das Erfassen und Analysieren eines komplexen Musikstückes erst in dieser Entwicklungsphase erfolgen kann. Piagets Entwicklungstheorie gilt als die bekannteste, aber nicht einzige Konzeption, sondern steht mit anderen Auffassungen in Konkurrenz. Diese untersuchen beispielsweise die menschliche Entwicklung bis zum Lebensende und unterscheiden sich somit auch in der musikalischen Entwicklung eines Menschen:

> „Verstand sich die Entwicklungspsychologie früher eher als Kinder- und Jugendpsychologie, so untersucht sie heute die menschliche Entwicklung als einen Prozeß lebenslanger Veränderungen, der nicht nach der Adoleszenz endet, sondern sich bis zum Tode fortsetzt." (ebd., 121)

Demnach ist es denkbar, dass sich die musikalische Entwicklung im Laufe des Lebens verändern kann.

> „Bestimmte musikalische Fähigkeiten nehmen möglicherweise mit zunehmenden Alter ab (etwa die Fähigkeit, ein völlig neues Instrument zu erlernen), während andere zunehmen (etwa musikalisches Wissen und Urteilsfähigkeit)." (ebd., 130)

6.3 Musikalität

Im Alter von einem Jahr beginnen wesentliche kognitive Veränderungen, die für die Sprachentwicklung, aber auch für die musikalische Entwicklung von großer Bedeutung sind. Genauso, wie das eine Kind manche Laute schneller und leichter lernt als ein anderes Kind, fallen vermutlich auch musikalische Formen manchen Kindern leichter als anderen. Dies lässt die Unterschiede der Musikalität schon frühzeitig erkennen, widerspricht aber nicht der Feststellung, dass jeder Mensch Musikalität von Geburt an in sich trägt (vgl. Spitzer 2004, 167). Musikalität ist nicht direkt beobachtbar und kann in vielen Ausprägungsgraden und Abstufungen vorkommen. „Völlig unmusikalische Menschen sind ebenso selten zu finden wie extrem musikalische“ (Gembris 1987, 125). Dennoch muss zwischen einer verbreiteten Musikalität und einer musikalischen Begabung unterschieden werden (vgl. ebd., 125f.).

In der empirischen Forschung gibt es zwei gegensätzliche Auffassungen von Musikalität. Eine Ansicht besagt, dass Musikalität als eine einheitliche geschlossene Fähigkeit des Menschen gesehen werden muss und ist inspiriert durch Intelligenzforscher wie Spearman.

> „Das auf Spearman (1927) zurückgehende Generalfaktormodell besagt, dass Intelligenzleistungen eine generelle Intelligenz zugrunde liegt (die allerdings durch spezifische Intelligenzkomponenten ergänzt wird.“ (Gembris 1987, 127)

Die andere Auffassung vertritt den Standpunkt, dass sich Musikalität aus verschiedenen, voneinander unabhängigen Faktoren zusammensetzt und bezieht sich auf die „multiple Faktorentheorie von Thurstone (1935)“ (ebd. 127f.). „Sowohl das multifaktorielle Konzept als auch die Annahme eines generellen Faktors können auf empirische Studien verweisen“ (ebd., 129).

Carl Emil Seashore (1938), der Musikalität als Zusammenspiel mehrerer Faktoren betrachtet, entwickelte den ersten standardisierten Musikalitätstest, welcher für die vorliegende Untersuchung eine wesentliche Rolle spielt. Der Seashore-Test für musikalische Begabung prüft das Unterscheidungsvermögen für Tonhöhe und Tondauer, Klangfarbe, Lautstärke und Rhythmus, sowie die Merkfähigkeit für Melodie und Rhythmus. (vgl. ebd., 128f.). „Diese Fähigkeiten beinhalten zwar nur die unterste Stufe der Musikalität, bilden aber die Voraussetzung sowohl der musikalischen Empfindung wie ihrer Verarbeitung, Einprägung, Bewahrung und Grundlegung zur Möglichkeit eigenen Ausdrucks“ (Butsch/Fischer 1966, 3). Nach Seashore setzen somit jedes musikalische Erleben und Verstehen sowie jegliche Musikbetätigung zunächst ein Wahrnehmungsvermögen für Töne voraus (vgl. ebd., 3). Der Seashore-Test für musikali-

sche Begabung ist ursprünglich für Personen zwischen 10 und 19 Jahren bestimmt, wird aber auch bei Erwachsenen erfolgreich angewandt (vgl. ebd., 7). Gordon (1986) ist der Auffassung, dass die von Seashore eingeteilten musikalischen Begabungsfelder unterschiedlich ausgeprägt sein können, aber in Wechselbeziehung zueinander stehen (vgl. ebd.). Bis heute ist nicht eindeutig geklärt, „ob eher eine ganzheitliche oder eine mehrfaktorielle Betrachtungsweise der Musikalität angemessen ist“ (Gembris 1987,125).
Allgemein gilt Musikalität als Fähigkeit, sich komplexe Melodien auditorisch vorzustellen. Dieser Prozess wird Imagination genannt.

> „Imagination findet in den Teilen des Gehirns statt, die sich mit der Wahrnehmung beschäftigen. Der visuelle Cortex feuert während visueller Vorstellungen und der auditorische Cortex während akustischer.“ (Jourdain 1998, 207)

Am besten kann dies am Beispiel des Komponisten Ludwig van Beethoven festgestellt werden, welcher seine neunte Symphonie taub komponierte und sich demnach nur nach seiner auditiven Vorstellung richten konnte. Nach Jourdain verfügt jeder Mensch über ein auditorisches Vorstellungsvermögen. Die individuelle Musikalität ist dabei jedoch abhängig von der Ausprägung dieser Fähigkeit (vgl. ebd., 205ff.). Es wird dabei zwischen relativem und absolutem Gehör unterschieden.

> „Unter *relativem* Tongehör (musikalisches Gehör) versteht man die Fähigkeit, Töne in ein festes Frequenzintervall zu anderen Tönen zu bringen. Als *absolutes* Tongehör wird die Fähigkeit bezeichnet, einen Ton nach seiner Schwingungszahl zu erkennen.“ (Nawka / Wirth 2008, 161, kursiv im Original)

Jourdain vertritt die Auffassung, dass es für herausragende musikalische Leistungen eines Menschen eine hohe Intelligenz erfordert sowie eine gute Ausbildung, regelmäßiges Üben, Unterstützung von außen, Ehrgeiz, Mut, Rebellion und Glück. Folglich müsste das Gehirn in jeder Hinsicht für Musik geschaffen sein. Die Entwicklungspsychologie zeigt, dass Musikalität bei Kindern früh aufblüht, wenn sie zeitig genug gefördert wird, denn Musikalität entsteht durch die Beschäftigung mit Musik und durch Interesse und Freude an ihr. Musikalische Begabung zeichnet sich ebenso durch Feinheiten im Ausdruck, ein gutes Gedächtnis für Melodien und Rhythmen, die Balance zwischen Gestaltung und Interpretation sowie das Unterscheiden von Tonhöhen- und Lautstärkeabstufungen und aufeinander folgenden Phrasen aus. Außerdem beinhaltet Musikalität die Fähigkeit, musikalische Strukturen zu interpretieren und deren vielschichtige Beziehungen zueinander zu erkennen. Diese musikalische Intelligenz wird daher meist nur durch Aufführungen erkennbar, in denen all diese Fähigkeiten zum Vorschein gebracht werden können (vgl. ebd., 232ff.).

Gembris weist darauf hin, dass „Konzepte der Musikalität auch vom Musikbegriff der jeweiligen Kultur abhängig sind“ (Gembris 1987, 130). Daher müssen die spezifischen musikalischen Anforderungen an die verschiedenen musikalischen Teilkulturen, welche nebeneinander existieren, berücksichtigt werden.

> „So ist die Fähigkeit zur Improvisation, das Empfinden für drive und swing für den Jazzmusiker existenziell, während für den, der sich auf das Gebiet der sog. Klassischen E-Musik verlegt hat, das Fehlen dieser Fähigkeiten kaum ein Mangel ist.“ (ebd.)

Auch in der Stimmtherapie spielen musikalische Vorbildung und Musikalität eine wichtige Rolle, da stimmgestörte Patienten allgemein als unmusikalisch eingestuft werden (vgl. Nawka / Wirth 2008, 161). Die Musikalität der Patienten und Patientinnen wird hier anhand einer Prüfung am Klavier getestet. Dabei stehen Wahrnehmung und Produktion von Musik im Vordergrund. Es werden rhythmische Fähigkeiten durch Nachklopfen vorgegebener Rhythmen, das Melodiengedächtnis durch Nachsingen vorgegebener Tonverläufe sowie das Tontreffvermögen durch das Mitsingen und Mitsummen angegebener Töne überprüft (vgl. ebd.).
Durch die verschiedenen, teils gegensätzlichen Auffassungen von Musikalität und deren unterschiedlichen Prüfungsarten, lässt sich die Musikalität eines Menschen daher kaum messen. Die Musikalitätstests können zwar spezifische musikalische Fähigkeiten messen, jedoch kein nachweisbares Urteil zur musikalischen Begabung bestimmen. Somit lassen sich lediglich Tendenzen zur Musikalität feststellen.

6.4 Psychische und physische Wahrnehmungsprozesse beim Musikhören

Musik kann auf verschiedene Weise auf die Menschen einwirken. Sie spielt für fast alle Menschen, ob musikalisch oder unmusikalisch, eine wichtige Rolle im Leben. Dies kann sowohl den körperlichen Bewegungsdrang beim Tanzen als auch die eigene Gefühlswelt, welche durch bestimmte Musik angesprochen wird, betreffen.

> „Was Musik ihnen bedeutet und gibt, ist für sie weniger an dieser selbst festzustellen als vielmehr an den durch sie ausgelösten subjektiven Empfindungs- und Erlebnisprozessen.“ (Pütz 1997, 65)

Je nach individueller Erfahrung und persönlichem Charakter nimmt jeder Mensch Musik auf seine eigene Art wahr. „Gefühlseigenschaften der Persönlichkeit, die in enger Verbindung mit deren Wertbewusstsein sowie ihren Bedürfnissen, Motiven und Willenseigenschaften stehen, werden in hohem Maße durch die Wirkung und durch das aktive Erleben von Kunstwerken entwickelt" (Brock 1985, 28). Beim Musikhören wird der Mensch besonders auf der emotionalen Ebene beeinflusst. Diese Emotionen können bewusst und unbewusst ausgelöst werden (vgl. ebd.).

Obwohl es im Gehirn keine Verbindung von der Hörrinde zum motorischen Cortex gibt, wird Musik mit dem Körper empfunden. Dies kann sich durch Gänsehaut, Lächeln, Weinen, Erstarren oder das Auslösen von Bewegungen äußern. (vgl. Jourdain 1998, 393). Es geschieht vor allem beim unbewussten Musikhören. Die Emotionen, welche ausgelöst werden, bezeichnet Brock als „unreflektierte, spontan-affektive Gefühle und Stimmungen beim Musikhören" (1985, 29). In diesem Prozess können elementare Gefühle der Lust bzw. Unlust sowie der Spannung, Erregung oder Beruhigung ausgelöst werden. Diese Gefühle hängen eng mit körperlichen Reaktionen zusammen. „Sie betreffen zum Beispiel Reaktionen der Skelettmuskeln, der glatten Eingeweidemuskulatur, der peripheren Drüsen oder des endokrinen Systems" (ebd., 29). Ebenso können sich beim Musikhören Pulsfrequenz und Atemtiefe unbewusst verändern (vgl. ebd., 28ff.). Der Körper besitzt die Funktion, Töne und Geräusche mittels bestimmter Körperteile wie den Artikulationsorganen, aber auch den Händen und Füßen zu erzeugen. Haselbach ist der Auffassung, dass der Mensch Musik nicht nur physiologisch über das Hören wahrnimmt, sondern dass Musik aus der Bewegung entsteht und im und durch den Körper zum Klingen kommt (vgl. Haselbach 1997, 83). Musik kann aber auch bewusst wahrgenommen werden. Nach Brock werden beim konzentrierten Vorgang des Musikhörens bewusste, objektivierende Gefühle ausgelöst. Dabei erkennt der Mensch die inhaltlichen Elemente des jeweiligen Musikereignisses und kann musikalische Zusammenhänge zwischen ihnen herstellen. Dies impliziert geistige Aktivität, welche den entstehenden Gefühlen beim Musikhören eine höhere Qualität verleiht als den unreflektierten und spontan-affektiven Gefühlen und Stimmungen. Demnach ist diese von Brock beschriebene Art und Weise des Musikhörens „Voraussetzung und Ergebnis der Kunstrezeption und damit auch des ästhetisch genussvollen Musikhörens" (Brock 1985, 33). Eine weitere Auslösung von Emotionen beim Musikhören wird von Brock als bewusst wertende Gefühle und Haltungen beschrieben. Diese ergänzen, neben dem bewussten Erleben der Musik und ihren Phrasen sowie den entstehenden Gefühlen und Stimmungen, die Wertungen und Haltungen. Sie entstehen individuell und automatisch beim Hören, können aber auch im Musikwerk, vom Komponisten beabsichtigt, enthalten sein (vgl. ebd., 33ff.). Somit wirkt Musik von außen auf das Innere des Menschen, den Körper und die Psyche ein und kann bestimmte Empfindungen, Bewegungen und Wertehaltungen auslösen (vgl. Zur Lippe 1997, 51). Jourdain ist der Auffassung, dass Musik vor allem der Versetzung in bestimmte körperliche und emotionale Stimmungen dient, als Ausdruck und Aussage für das eigene Leben, eigene

Werte und Erfahrungen. Das würde erklären, warum der Mensch in bestimmten Gefühlslagen spezielle Richtungen von Musik hören möchte und warum er vom Rhythmus der Musik zum Tanzen und Bewegen angeregt wird (vgl. Jourdain 1998, 386 ff.).

6.5 Vorlieben und Abneigungen in der Musik

Vorlieben und Abneigungen, definiert als Wertehaltungen oder Attitüden des Menschen, werden als zentraler Gegenstand der Sozialpsychologie angesehen. Die Bildung von Wertehaltungen bzw. Attitüden „werden mit dem Entstehen von Bedürfnissen erklärt, Veränderungen damit, dass bestimmte Funktionen von bestehenden Attitüden nicht mehr erfüllt werden können" (Kloppenburg 1987, 189). Der Mensch nimmt Eindrücke in seiner Umgebung wahr und kategorisiert sie gleichzeitig entsprechend der Wertigkeit hierarchisch. „Jede Kategorisierung bedeutet demnach Bewerten (Evaluieren)" (ebd., 191). Musikalische Vorlieben und Präferenzen des Menschen sind mit dem Drei-Komponenten-Ansatz erklärbar und interpretierbar. Er bildet unter anderem die Grundlage der Attitüdenmessung und -erklärung. „Dieser Ansatz ersetzt keine Theorie, er enthält keine logischen Antezedenzbedingungen [erg. Ursachenbedingungen], sondern ermöglicht lediglich Grundlagen für Hypothesenbildungen und Taxonomien [erg. Klassifikationsschemata]" (ebd., 194f.). Er umfasst die kognitive (das Wissen betreffend), affektive (Emotionen betreffend) und konative (das Verhalten betreffend) Komponente einer Attitüde. Alle drei Dimensionen stehen in Abhängigkeit zueinander, wobei stets eine primär agiert (vgl. ebd.). Musikalische Präferenzen bilden nach der Einteilung von Jost (1982) den Bezugsrahmen für Urteile und Vorurteile, legen die Selektion von musikalischen Wahrnehmungsinhalten fest und bedingen sich mit der Kontinuität des Verhaltens eines Menschen. Außerdem dienen musikalische Präferenzen als Mittel sozialer Anpassung bzw. Abgrenzung (vgl. ebd., 199).

Die Forschung zeigt, dass der Musikgeschmack trotz persönlicher Musikwahl nicht unbedingt auf musikalische oder persönliche Gründe zurückzuführen ist, sondern primär auf die soziale Identifizierung mit der jeweiligen Altersgruppe, Schicht und Generation (vgl. Jourdain 1998, 321f.). Schon in jungen Jahren wird das Kind durch sein Elternhaus und dessen Hörgewohnheiten für spätere musikalische Wertehaltungen geprägt. Im Alter zwischen fünf und sieben Jahren sind Kinder in der Lage, Gefallen oder Abneigung zu unterscheiden. Zwischen dem 11. und 12. Lebensjahr entwickeln sich daraus die ersten musikalischen Präferenzen, welche zunächst durch den Einfluss der Wertvorstellungen und Hörgewohnheiten von Eltern und Lehrern und später durch die Orientierung an den musikalischen Präferenzen von Gleichaltrigen entstehen. Im Alter von 14 Jahren verstärkt und verändert sich das Interesse für Musik fortwährend bis ins hohe Alter (vgl. ebd., 202ff.).

Weitere Einflüsse auf die musikalischen Präferenzen eines Menschen sind regionale Musikvorlieben und –traditionen (z.B. Blasmusik in Bayern, Chormusik in Südwestdeutschland) sowie die Auswahl der Massenmedien für präferierte Musik, welche dem Hörer das eigene Auswählen erleichtert (vgl. ebd., 212). Dennoch hat jeder Mensch Vorlieben für eine bestimmte Art von Musik, da diese seinen individuellen Hörgewohnheiten entgegenkommt. Nach Auffassung von Jourdain bevorzugen durchschnittlich musikbegabte Hörer die Melodie in der Musik, weil diese prosodieähnlich und einfach wiederzugeben ist. Musikalische Menschen, die selbst ein Instrument spielen, achten vor allem auf die Harmonik eines Musikstückes. Dies erfordert polyphones Hören. Auf die Metrik setzen besonders die Hörer ihren Aufmerksamkeitsschwerpunkt, welche sich für rhythmische Verläufe und Phrasen interessieren. Diese Menschen tanzen gerne. Sie bevorzugen die Musik mit vielen Synkopen, unregelmäßigen Metren und Polyrhythmik und sind meistens von indischer und afrikanischer Musik geprägt worden. Ein Mensch, der größere Strukturen mit abwechslungsreichen Phrasen bevorzugt, konzentriert sich am meisten auf die Phrasierung in der Musik und hört ein Musikwerk tendenziell analytisch. Ebenso gibt es Hörer, die besonders auf die Form der Musik achten. Sie sind seit ihrer Kindheit von bestimmten Musikmustern geprägt worden und verbessern im Laufe ihrer Entwicklung ihr Gehör nur für eine bestimmte Musikart. Diese Typologie, aufgestellt nach Jourdain, soll nicht als absolut gelten, da es fließende Übergänge gibt und sie immer von der eigenen musikalischen Geschichte und der individuellen Struktur des Gehirns abhängig ist. Die Forschung zeigt, dass das Gehirn die Melodien bevorzugt, welche das Ohr herausfordern, aber nicht überfordern. Das bedeutet, es bevorzugt Musikstücke, die nicht über die bisher erworbenen Erfahrungen hinausgehen (vgl. ebd., 315ff.).

Ob der Mensch bestimmte Musikarten, -verläufe und -werke verstehen kann, ist davon abhängig, inwieweit unser musikalisches Gehör entwickelt ist. Unterhaltungsmusik, welche beispielsweise im Radio oder Restaurant gespielt wird, besitzt eher wenig Informationsgehalt. Sie enthält kaum plötzliche Tonartwechsel, Sprünge, Synkopen und Dissonanzen, im Gegensatz zu komplexer informationsgeladener Musik, zu welcher Jourdain Opern, Symphonien oder Klavierkonzerte zählt. Tendenziell bevorzugen Zuhörer im Allgemeinen eher Musik mit wenig Informationsgehalt, weil diese eine geringere Konzentration und Aufmerksamkeit erfordert. Das Interesse für komplexere, informationsreichere Musik kann aber im Laufe des Lebens wachsen (vgl. ebd., 319ff.). Durch das Hören von vielschichtiger Musik wird der Mensch musikalisch intelligenter, da das Gehirn die komplexen Vorgänge und Strukturen durchschaut und ein immer besseres Verständnis für diese Musik entwickelt. Demnach ist es nach Auffassung von Jourdain für jeden Menschen möglich, durch das Training ungewohnter Hörprozesse, seine von Geburt an vorhandene Musikalität bis zu einem gewissen Grad zu steigern und auszubauen (vgl. ebd., 369).

6.6 Bezug zur vorliegenden Untersuchung

Obwohl bis heute nicht eindeutig geklärt ist, ob Musikalität eher ganzheitlich oder mehrfaktoriell betrachtet werden sollte (vgl. Kap. 6.4) und die Meinungen über den Seashore-Musikalitätstest weit auseinander gehen, hat sich die Autorin für die Anwendung dieses Tests entschieden. Der mehrfaktorielle Musikalitätstest nach Seashore eignet sich für die vorliegende Untersuchung sehr gut, da er musikalische Wahrnehmungs- und Unterscheidungsfähigkeiten testet und diese, da auch bei der Untersuchung der Fokus auf der auditiven Wahrnehmung liegt, mit dem funktionellen Nachvollzug der klassischen Gesangsstimme kontrastiv in Verbindung gebracht werden können.

Für die Untersuchung ist sowohl hintergründig, ob Musikalität angeboren oder erlernbar ist, als auch, ob der Seashore-Test im umfangreichen Rahmen eine sichere Aussage über die Musikalität einer Person geben kann. Der Fokus liegt vielmehr auf der Aussage über musikalische Fähigkeiten hinsichtlich der rezeptiven Diskriminationsfähigkeiten musikalischer Elemente. Dabei sind besonders die Testkategorien *Tonhöhe*, *Rhythmus, Klangfarbe* und *Gedächtnis für Tonfolgen* von Bedeutung. Die Kategorien *Lautstärke* und *Tonlänge* werden von der Autorin nicht zwingend als musikalische Fähigkeiten gesehen. Daher sind für die Ergebnisse der vorliegenden Untersuchung nicht nur der erreichte Test-Durchschnittswert eines Probanden/einer Probandin von Bedeutung, sondern gerade auch die Ergebnisse der einzelnen Test-Kategorien. Sollten deutliche Unterschiede beim Testergebnis der einzelnen Kategorien sowie beim Testnotendurchschnitt insgesamt zwischen der Gruppe von Musikstudenten und -studentinnen und den beiden anderen Probandengruppen hervortreten, so wäre dies ein Beweis dafür, dass der Seashore-Test aussagekräftige Ergebnisse zu musikalischen Fähigkeiten hinsichtlich der Perzeption liefern kann.

Insgesamt deckt der Seashore-Test für musikalische Begabung nur einen Teil der Musikalität ab, da es sich um rein auditive perzeptive Musik-Kategorien handelt und die produktiven musikalischen Fähigkeiten unbeachtet bleiben. Da gerade Musik körperlich empfunden wird und somit körperliche Reaktionen wie Gänsehaut, Lächeln, Weinen u.a. auslösen kann (vgl. Kap.6.5), gilt es zu beobachten, welche Reaktionen die Lieder der klassischen Gesangsstimme bei den Testpersonen hervorrufen und wie sich diese auf die Sprechstimmen der Testpersonen auswirken. Dabei darf nicht außer Acht gelassen werden, inwieweit persönliche musikalische Wertehaltungen, Vorlieben und Prägungen eine Rolle spielen (vgl. Kap.6.6). Denn das Hören der physiologischen Gesangsstimme kann für die eine Testperson als angenehm und für eine andere als unangenehm empfunden werden und folglich unterschiedliche körperliche Reaktionen hervorrufen.

Somit soll insgesamt untersucht werden, ob ein Mensch musikalisch sein muss, um eine Gesangsstimme selbst positiv nachempfinden zu können, in welchem Maße persönliche Musikerfahrungen eine Rolle spielen und inwieweit der Erfolg des funktionellen Nachvollzugs der physiologischen Gesangsstimme von subjektiven musikalischen Vorlieben und Bewertungen abhängt.

7. Zusammenfassung/Fazit des theoretischen Teils

Da das Phänomen des funktionellen Nachvollzugs in engem Zusammenhang zur Wahrnehmung, Nachahmung und Einfühlung steht, wurde in den vorangegangenen Kapiteln auf Definitionen, Funktionen und Theorien dieser Bereiche eingegangen. Ebenso wurden die Themen *Stimme* und *Musikalität* genauer erörtert, da auch diese wesentlicher Bestandteil des Untersuchungsgegenstands sind.

Die Funktionen der menschlichen Wahrnehmung bilden die Grundvoraussetzung für den funktionellen Nachvollzug der physiologischen Gesangsstimme. Wahrnehmung läuft gesamtkörperlich ab, was bedeutet, dass alle menschlichen Sinne daran beteiligt sind. Sie geschieht durch Beobachtung, Betrachtung und Bewertung. Der Fokus der vorliegenden Untersuchung liegt auf der auditiven Wahrnehmung, der Wahrnehmung von Musik und Stimme. Wahrgenommene Musik wird kognitiv verarbeitet und löst gleichzeitig Emotionen aus, welche sich wiederum körperlich auswirken können (z.B. Gänsehaut, Herabsenken der Herzfrequenz etc.) (vgl. Kap. 2). Je nach Vorliebe, musikalischer Prägung und Alter ist der Mensch für bestimmte Musikarten und –stücke empfänglicher. Dabei spielt auch seine individuelle Musikalität und seine musikalische Reife eine Rolle. Ein Kleinkind im Alter von sechs Jahren kann sich bei einem Lied beispielsweise nur auf die Melodie oder den Rhythmus konzentrieren. Es ist ihm nicht möglich, beides gleichzeitig zu erfassen und zu verstehen. Währenddessen besitzt ein zwölfjähriges Kind die Fähigkeit, Rhythmus, Melodie, Harmonie und deren Zusammenhänge zu erkennen. Da der Mensch eine Vorliebe für Musik hat, welche sein Gehirn zwar fordert, aber nicht überfordert, löst Musik auch bei erwachsenen Menschen je nach Entwicklung der eigenen musikalischen Vorbildung, Erfahrung und Fähigkeit unterschiedliche Emotionen aus. Wie musikalisch ein Mensch ist, lässt sich anhand verschiedener Tests messen, welche aber dennoch aufgrund der vielen Faktoren, die mit Musikalität verbunden sind, kein absolutes Urteil zulassen. In der vorliegenden Untersuchung wird der Seashore-Test für musikalische Begabung angewandt, welcher die auditiven musikalischen Fähigkeiten testet und eine Bewertung zur musikalischen Wahrnehmung, Diskriminations- und Merkfähigkeit gibt (vgl. Kap.6).

In der vorliegenden Studie steht die ästhetische Gesangsstimme im Sinne physiologischer und stimmlicher Schönheit im Vordergrund. Da es aber keine allgemeingültigen Kriterien für Schönheit gibt, ist hier die objektive Sicht auf die Stimme gemeint, nämlich die physiologische Störungsfreiheit der Stimmgebung (vgl. Kap.2). Diese zeichnet sich sowohl beim Singen als auch beim Sprechen durch einen weichen, klangvollen und resonanzreichen Stimmklang ohne Fehlspannungen oder Nebengeräusche aus. Ist eine Stimmgebung funktionell gestört, so äußert sich dies durch einen unphysiologischen Stimmgebrauch. Dieser ist bei einer hyperfunktionellen Stimmstörung mit einem überhöhten, heiseren und gepressten Stimmklang mit harten Stimmeinsätzen und bei einer hypofunktionellen Dysphonie mit einer resonanzarmen, leisen, heiseren und knarrenden Stimmgebung verbunden (vgl. Kap. 5). Die physiologische Gesangsstimme soll als ästhetisches Vorbild für die Testpersonen gelten und durch den funktionellen Nachvollzug eine Stimmverbesserung bei diesen bewirken (vgl. Kap. 2). Durch den Musikalitätstest sollen Zusammenhänge zwischen diesem Nachvollzug und dem dafür erforderlichen Musikalitätsgrad ermittelt werden.

Für die Wirkung des funktionellen Nachvollzugs ist nicht nur die Wahrnehmung sondern auch die Nachahmung von Bedeutung. Eine vom Menschen beobachtete und gleichzeitig bewertete Handlung wird innerlich oder äußerlich ausgeführt und somit imitiert. Piaget teilt die Nachahmung in zwei aufeinander folgende Schritte ein. Zunächst erfolgt eine Angleichung der Handlung an die Umgebung (Assimilation), anschließend die Anpassung dieser angeglichenen Schemata (Akkommodation). Somit werden neu erlebte Beobachtungen als Erfahrungen im Gehirn gespeichert und im weiteren Verlauf dieser Beobachtung mit anderen Handlungen und Erlebnissen in Zusammenhang gebracht. Diese sich fortwährend entwickelnden gespeicherten Assoziationen und Erfahrungen werden erlernt und erworben (vgl. Kap. 3). In Bezug auf die physiologische Gesangsstimme bedeutet dies, dass entsprechende Gesangsschemata im Gehirn gespeichert sein müssen, um die wahrgenommene Stimme an diese anzugleichen und anzupassen. Da es aber nicht um das Imitieren der Gesangsstimmtechnik geht, sondern lediglich um das innere Nachvollziehen eines anatomischen Spannungszustands der Artikulationsorgane, könnte die wahrgenommene Gesangsstimme in dem Moment des Hörens bewertet und mit emotionalen und körperlichen Assoziationen verknüpft werden. Somit wäre dann die Voraussetzung für eine körperliche Nachahmung im Sinne des funktionellen Nachvollzugs gegeben (vgl. Kap.3).

Auch die Einfühlung spielt eine wichtige Rolle beim funktionellen Nachvollzug. Erste Prozesse der Gefühlsübertragung bzw. des Mitgefühls beginnen im Mutterleib. Es handelt sich dabei um die globale Empathie, welche die Gefühlsansteckung meint und schon im Säuglingsalter vollständig entwickelt ist. Später, sobald das Kind sich selbst und andere Menschen unterscheiden kann, besitzt es die Fähigkeit der egozentrischen Empathie. Das bedeutet, es kann sich in die Gefühlslage einer anderen Person hineinversetzen. Im Laufe der weiteren Entwicklung begreift das Kind schließlich, dass der Gefühlszustand der anderen Mitmenschen unabhängig vom eigenen ist (Fähigkeit der Perspektivübernahme). Folglich müssen für die einzelnen Stadien der Einfühlung bestimmte Grade der physischen Entwicklung (Gehirn, kognitive Fähigkeiten) und der psychischen Entwicklung (Ich-Bewusstsein, Unterscheidung von eigenen und fremden Erlebnissen bzw. Gefühlen) ausgeprägt sein (vgl. Kap.4).

Insgesamt werden zwei Annahmen bei den Theorien der Gefühlsansteckung unterschieden. Zum einen wird davon ausgegangen, dass empathische Fähigkeiten bei jedem Lebewesen evolutionär bedingt und angeboren sind, zum anderen, dass diese durch Erfahrungen und Erfahrungslernen entstehen. Auch bei den Theorien der Einfühlung gibt es unterschiedliche Ansichten. Eine baut sich auf der Theorie der klassischen Konditionierung von Pawlow (1849-1936) auf. Demnach werden Gefühle durch Assoziationen und deren Konditionierung auf Erfahrungen übertragen. In Bezug auf das Nachempfinden der klassischen Gesangsstimme bedeutet dies, dass Erinnerungen und Erfahrungen bezüglich dieses Gesangsstils beim Hörer Voraussetzung für den Erfolg des funktionellen Nachvollzugs wären. Im Gegenzug dazu würde es bei nicht-vorhandener Erfahrung diesbezüglich für die hörende Person unmöglich sein, die Gesangsstimme nachzuempfinden. Allerdings stellt sich hier auch die Frage, inwieweit diese Erfahrungen und Assoziationen ausgeprägt sein müssten. Auf die Untersuchung bezogen kann davon ausgegangen werden, dass jede der Testpersonen mehr oder weniger auf Hörerfahrungen der klassischen Gesangskunst zurückgreifen kann. Daher gilt es, zu untersuchen, ob auch wenig Erfahrung ausreicht, um entsprechende Assoziationen für den funktionellen Nachvollzug hervorzurufen (vgl. Kap.4.2.1).

Eine weitere Theorie der Gefühlsübertragung bezieht sich auf den Carpenter-Effekt. Dieser beschreibt, dass die Beobachtung einer Handlung die Tendenz zur eigenen Handlungsauslösung hervorruft. Dies ist nicht nur auf Bewegungen, sondern auf jegliche Art von Gefühlen, Ausdruck, ideomotorischen Vorstellungen und Handlungen zu beziehen. Dieser Effekt der unbewussten Nachahmung trifft die Beschreibungen des funktionellen Nachvollzugs sehr genau. Durch das Wahrnehmen der physiologischen Gesangsstimme stellt sich ein Prozess des inneren intuitiven Nachvollzugs ein, der bewirkt, dass sich die eigene Stimmgebung funktionell an das Gehörte anpasst und somit auch äußerlich eine Veränderung bewirkt (vgl. Kap.4.2.2).

Aktuelle Studien der Gefühlsübertragung beziehen sich auf die Entdeckung der Spiegelneurone, welche im primären motorischen Cortex, im unteren Scheitellappen, im oberen Schläfenlappen und im handlungssteuernden prämotorischen System des menschlichen Gehirns auftreten. Die Spiegelneurone werden als Art neurobiologischer Resonanz gesehen, da sie nicht nur beim Beobachten von Handlungen bioelektrische Signale abfeuern, sondern auch während der mentalen Vorstellung dieser Handlungen und Bewegungen aktiv sind. Versuche und Studien dazu zeigen, dass dieses Resonanzverhalten nicht nur bei bewusst wahrgenommenen, sondern auch bei unbewusst wahrgenommenen Reizen ausgelöst wird und somit zum Verständnis von Einfühlung und intuitiver Gefühlsübertragung von Gefühlen und Gesten beiträgt. Somit liefert diese Entdeckung eine sehr wahrscheinliche Erklärung für den Ablauf des funktionellen Nachvollzugs der physiologischen Gesangsstimme, da die Spiegelneurone der Probanden und Probandinnen vermutlich während dieses Prozesses aktiviert werden und somit das innere Mitvollziehen auslösen (vgl. Kap.4.2.3).

Es kann festgehalten werden, dass der funktionelle Nachvollzug einer Stimme als Art einer internen Simulation erfolgt, weil diese Stimme zumindest innerlich tendenziell nachgeahmt wird. Eine der wenigen Erfahrungen zu diesem Thema liefert der HNO-Arzt Tomatis, der beobachtete, dass sich Personen, welche über Kopfhörer ihre eigene, künstlich modellierte Stimme hörten, auf eben diese Stimmgebung einstellten und unbewusst ihre Phonation an diese Klangvorstellung anpassten. Dieser Effekt hielt etwa eine halbe Stunde an. Dennoch sind die Aussagen von Tomatis allgemein umstritten, da sie nicht wissenschaftlich belegt und evaluiert sind und somit lediglich als Behauptungen gesehen werden können (vgl. Kap.4.3.1).

Insgesamt sind sich Wissenschaftler, Pädagogen und Musiker einig, dass Stimmvorbilder eine positive Auswirkung auf die Stimmgebung der Hörenden haben können und der funktionelle Nachvollzug ein zwar nicht ausreichend erforschtes, aber vorhandenes Phänomen darstellt. Auf Basis dieser Grundlagen baut im zweiten Teil der vorliegenden Arbeit die empirische Untersuchung auf.

B. Empirischer Teil

Untersuchung des funktionellen Nachvollzugs der physiologischen Gesangsstimme

8. Konzeption

Die Untersuchungen zum funktionellen Nachvollzug der physiologischen Gesangsstimme wurden an verschiedenen Orten durchgeführt. Die Treffen mit den einzelnen Probanden und Probandinnen fanden in bereitgestellten Räumen der Universität Leipzig, der Martin-Luther-Universität Halle-Wittenberg sowie in den Behandlungsräumen einer HNO- und Logopädie-Praxis in Kassel statt. Als Probanden und Probandinnen wurden insgesamt 90 männliche und weibliche Personen ausgewählt, welche jeweils keine Hörstörungen aufwiesen. Diese gehörten folgenden drei Gruppen an:

1. Personen, bei denen eine funktionelle Stimmstörung diagnostiziert wurde (Stimmstörungsprobanden und -probandinnen)
2. Personen, die ein Musikstudium durchführten oder ein Musikstudium absolviert hatten (Musikstudenten und -studentinnen)
3. Personen, die zufällig gewählt wurden und zu der Kontrollgruppe gehörten (Normalprobanden und -probandinnen)

Alle Probanden und Probandinnen wiesen keine Hörstörungen auf. Die Untersuchungen mit den Probanden und Probandinnen fanden einzeln statt und umfassten einen Zeitaufwand von ungefähr einer Stunde pro Person. Im entsprechenden Raum wurde für jede Untersuchung eine angenehme Atmosphäre hergestellt, damit sich die zu untersuchende Person möglichst wohl fühlte. Als technische Mittel wurden für die Aufnahme ein digitales Aufnahmegerät (Edirol-Dat-Recorder) sowie das Wavelab-Musikbearbeitungsprogramm auf dem PC mit einem Sennheiser-Headset genutzt. Dies ergab eine jeweils doppelte Aufnahme, welche der auditiven und der akustischen Datenanalyse dienen sollte. Der Vorteil der mit dem Kondensatormikrofon eingesprochenen Aufnahmen lag in der hochwertigen Qualität für die auditive Auswertung, während die mit dem Headset aufgenommenen Aufzeichnungen den Vorteil hatten, dass sie einen stets gleichen Abstand vom Mikrofon zum Mund der Testperson gewährleisteten. Dies war für die akustische Analyse der Aufnahmen sinnvoll, da Intensitätsschwankungen dadurch minimiert werden konnten. Für das Hören des Musikalitätstests und der Gesangsstücke wurden ebenfalls das digitale Aufnahmegerät und Koss-Porta Pro-Kopfhörer verwendet. Als weiteres Material standen ein selbst erstellter Fragebogen zur Einschätzung der persönlichen Musikalität (siehe Kap.20.1) sowie der Seashore-Musikalitätstest (siehe Kap.20.2), bestehend aus einer CD mit den jeweiligen Testaufgaben und –abschnitten und den dazugehörigen Testbögen, zur Verfügung.

Die Probanden und Probandinnen sollten jeweils etwas Spontanes erzählen, einen Text lesen und ein Lied singen. Als Text wurde „Der Nordwind und die Sonne“ (siehe Kap. 20.4) vorgegeben. Für den Gesang konnten die Probanden und Probandinnen zwischen folgenden vier Volksliedern (siehe Anhang) wählen:

1. „Wenn ich ein Vöglein wär´“
2. „Jetzt fahr´n wir übern See“
3. „Das Wandern ist des Müllers Lust“
4. „Alle Vöglein sind schon da“

Es wurden bei den Volksliedern Kinderlieder ausgewählt, da sie einen hohen Bekanntheitsgrad bei den Probanden und Probandinnen vermuten ließen. Insgesamt wurden jeweils zwei Aufnahmen (vor und nach dem Hören der physiologischen Gesangsstimme von Spontansprache, Text und Lied) angefertigt, so dass letztendlich von jeder Testperson sechs Aufnahmen existierten.

Anders als in der vorangegangenen Pilotstudie wurden den Probanden und Probandinnen in der vorliegenden Untersuchung keine dem Stimmfach entsprechenden Lieder vorgespielt, sondern stets dieselben drei Lieder, gesungen vom selben Sänger. Diese Entscheidung resultierte aus der Tatsache, dass sichergestellt wurde, dass es sich beim funktionellen Nachvollzug einer Gesangsstimme um das Nachempfinden eines anatomischen Spannungszustandes handelte, der somit unabhängig von der Tonlage erfolgte oder nicht erfolgte. Ausgewählt wurden folgende drei Lieder, gesungen vom Tenorsänger Peter Schreier in folgender Reihenfolge:

1. Robert Schumann (1810-1856): „Hör´ ich das Liedchen klingen“
2. Conradin Kreutzer: „Ruhetal“
3. Robert Schumann: „Morgens steh´ ich auf und frage“

Diese Lieder wurden u.a. auch in der vorangegangenen Pilotstudie der Diplomarbeit der Verfasserin verwendet (vgl. Nespital 2008).

Hypothesenbildung:
In Bezug auf die Auswertung der vorliegenden Untersuchung sind folgende Ergebnisse zu erwarten:

a. Unterschiede der drei Probandengruppen hinsichtlich der Musikalität:
Sowohl in Bezug auf den Fragebogen zur persönlichen Einschätzung der eigenen Musikalität als auch auf den Seashore-Test für musikalische Begabung wird erwartet, dass sich die Gruppe der Musikstudenten und -studentinnen deutlich absetzt. Dies sollte sich durch ein höheres Interesse an klassischer Musik und Gesangskunst, eine bessere musikalische Vorbildung und allgemein bessere musikalische Fähigkeiten und Kenntnisse zeigen.

b. Verbesserung der Stimmmerkmale bei den Nachher-Aufnahmen der Probanden und Probandinnen:
Durch den Einfluss der physiologischen Gesangsstimme ist anzunehmen, dass die anatomische Einstellung der Artikulationsorgane des Sängers und die stimmlichen Gegebenheiten seiner Gesangstechnik von den Probanden und Probandinnen nachvollzogen werden können. Somit sollten deren Vorher- und Nachher-Aufnahmen bezogen auf die Stimmmerkmale Veränderungen aufweisen. Bei der auditiven Auswertung bedeutet dies eine bessere Beurteilung der Stimme einer Testperson bei den Nachher-Aufnahmen im Vergleich zu den Vorher-Aufnahmen.

In diesem Sinne sind auch Verbesserungen der akustischen Parameter der Stimme zu erwarten. Diese Veränderungen der entsprechenden Merkmale sollen den erfolgten funktionellen Nachvollzug der physiologischen Gesangsstimme bestätigen und auf eine Stimmverbesserung hinsichtlich der Sprech- und Sing-Stimmgebung bei den Probanden und Probandinnen hinweisen. Das würde folglich die Basis für ein neues Therapiekonzept bei funktionellen Stimmstörungen bilden.

c. Zusammenhänge zwischen den Antworten des Fragebogens zur persönlichen Einschätzung der eigenen Musikalität und den Ergebnissen des Seashore-Tests für musikalische Begabung:
Da der Fragebogen die persönliche Einschätzung der musikalischen Vorbildung, Erfahrung, Kenntnisse und Fähigkeiten der Probanden und Probandinnen untersucht, ist zu erwarten, dass die Antworten mit den Ergebnissen des Musikalitätstests stark miteinander korrelieren. Dafür ist eine realistische und ehrliche Selbsteinschätzung der Testpersonen im Fragebogen Voraussetzung. Somit sollten subjektive und objektive Ergebnisse der Tests nur geringfügig voneinander abweichen.

d. *Zusammenhänge zwischen dem erfolgten funktionellen Nachvollzug der Gesangsstimme und der Musikalität der Probanden und Probandinnen in Bezug auf ein neues Stimmtherapiekonzept:*

Ein Ziel der vorliegenden Untersuchung ist es, herauszufinden, ob und inwieweit ein Mensch musikalische Erfahrungen, Fähigkeiten und Kenntnisse mitbringen muss, um eine klassische Gesangsstimme nachempfinden zu können und somit einen positiven Stimmeffekt in der eigenen Stimmgebung zu bewirken. Da es sich um das Nachempfinden eines Spannungszustandes der Artikulationsorgane sowie der an der Phonation und Atmung beteiligten Organe, somit um eine körperliche Bewegung handelt, ist anzunehmen, dass die physiologische Gesangsstimme von allen Probanden und Probandinnen, unabhängig von deren musikalischen Fähigkeiten, nachzuempfinden ist. Es wird jedoch davon ausgegangen, dass eigene Gesangserfahrungen der klassischen Gesangstechnik das Mitempfinden der Stimme einfacher gestalten, da auf eigene Assoziationen und Erinnerungen zurückgegriffen werden kann. Ebenso ist anzunehmen, dass die persönliche Ab- oder Zuneigung hinsichtlich dieses Musik- und Gesangsstils eine ausschlaggebende Rolle für den funktionellen Nachvollzug dieser Art spielt. Denn eine Abneigung könnte beim Menschen auch körperliche Auswirkungen (z.B. Verspannung, Verkrampfung etc.) haben und somit eine psychische und physische Entspannung verhindern. Folglich wird erwartet, dass ein Mensch für den Erfolg des funktionellen Nachvollzugs der physiologischen Gesangsstimme nicht zwingend musikalisch, der vorgespielten Musik- und Gesangsrichtung aber dennoch aufgeschlossen gegenüberstehend sein muss.

In Bezug auf ein mögliches Therapiekonzept, welches den funktionellen Nachvollzug der physiologischen Gesangsstimme als Schwerpunkt hätte, würde die Bestätigung der Hypothesen eine neue Therapieerfolgschance für tendenziell unmusikalische Patienten und Patientinnen mit funktionellen Stimmstörungen bedeuten, da diese bei bisherigen Therapiemethoden u.a. durch das Fehlen eines auditiven Diskriminationsvermögens eine schlechtere Prognose aufweisen (vgl. Kap.5.4).

9. Durchführung

Für die vorliegende Studie stellten sich 80 männliche und weibliche Probanden im Alter zwischen 19 und 59 Jahren zur Verfügung. Da die Durchführung der jeweiligen Untersuchung in der vorangegangenen Pilotstudie unter gleichen Bedingungen wie in der vorliegenden Untersuchung stattfand, wurden die Resultate der Diplomarbeitsstudie einbezogen und die Aufnahmen der zehn männlichen Probanden erneut auditiv und akustisch ausgewertet. Somit wurden insgesamt 90 Probanden und Probandinnen untersucht und ausgewertet.

Den Probanden und Probandinnen wurde im Vorfeld mitgeteilt, dass es sich um eine Untersuchung zu funktionellen Stimmstörungen mit Musikalitätstest handelte, genauere Angaben aber erst nach der jeweiligen Untersuchung gemacht werden könnten. Im Folgenden werden zunächst die Ergebnisse des Selbsteinschätzungstests zur Musikalität, welcher jeweils fünf bis zehn Minuten in Anspruch nahm, sowie des Seashore-Tests für musikalische Begabung, welcher einen Zeitaufwand von 30 Minuten umfasste, beschrieben. Anschließend werden signifikante und auffällige Ergebnisse der akustischen und auditiven Datenanalyse sowie deren Zusammenhänge zu den Tests tabellarisch und grafisch dargestellt.

9.1 Test zur persönlichen Einschätzung der eigenen Musikalität

Zu Beginn der jeweiligen Untersuchung wurde von der entsprechenden Testperson der Fragebogen zur persönlichen Einschätzung seiner Musikalität, welcher aus 12 Hauptfragen bestand, ausgefüllt. Die Fragen zielten auf genaue Aussagen zu persönlichen musikalischen Vorlieben, Erfahrungen und Fähigkeiten ab, um einen umfassenden Eindruck in Bezug auf die persönliche Musikalität zu erhalten. Während der erste Teil des Bogens die persönliche Wichtigkeit von Musik und die Vorlieben der verschiedenen Musikrichtungen erfragte, ergründeten die Fragen 5 bis 8 die persönlichen Erfahrungen mit dem Singen. In der Frage 9 sollten die Erfahrungen mit dem Erlernen von Musikinstrumenten angegeben werden. Darauf folgend wurde in Frage 10 erfragt, ob und in welchem Maße klassischer Gesang gemocht wurde, da es für den funktionellen Nachvollzug der physiologischen Gesangsstimme entscheidend sein konnte. Die Fragen 11 bis 13 waren auf die von den Probanden und Probandinnen eingeschätzten musikalischen Fähigkeiten gerichtet, unter besonderer Berücksichtigung der gesanglichen Fähigkeiten.

Insgesamt diente der Selbsteinschätzungstest der Überschaubarkeit von persönlichen musikalischen Erfahrungen, Vorlieben und Fähigkeiten der Probanden und Probandinnen, um diese mit den Ergebnissen der vorliegenden Untersuchung in Zusammenhang bringen zu können und einen vorläufigen Eindruck von den einzelnen Testpersonen zu erhalten.

9.2 Seashore-Test für musikalische Begabung

Nachdem die jeweilige Untersuchungsperson den Fragebogen zur persönlichen Einschätzung der eigenen Musikalität ausgefüllt hatte, wurde der Seashore-Test durchgeführt. Der Test wurde ausgewählt, da er rein auditive Aufgaben enthielt, welche die musikalische Diskriminationsfähigkeit in verschiedenen Bereichen testete. Dadurch war er bestens geeignet für die vorliegende Untersuchung, welche sich ebenfalls in besonderem Maße auf die auditive Wahrnehmung stützte. Somit beschrieb das jeweilige Testergebnis nicht nur die individuelle rezeptive Musikalität, sondern konnte ebenso aufschlussreich für den erfolgten funktionellen Nachvollzug der Gesangsstimme im Sinne einer Verbesserung oder Nicht-Verbesserung der Sprechstimme sein.

Die Teilnehmer bekamen jeweils einen zweiseitigen Testbogen, welcher aus sechs Abschnitten bestand. Nach einer kurzen Erläuterung dieses Tests wurden die dazugehörige CD über Kopfhörer abgespielt und die zu untersuchende Person Schritt für Schritt durch den Test geführt. Nach jedem Abschnitt fand eine kurze Pause statt, um den folgenden Test-Abschnitt zu erläutern und Fragen zu klären. Während der Testdurchführung der einzelnen Abschnitte sollte, nach Vorgabe von Seashore, nicht unterbrochen werden. Jeder Abschnitt bestand aus drei bis fünf Blöcken (A-E), welche sich im Schwierigkeitsgrad steigerten und jeweils 10 Aufgaben enthielten.

Der Seashore-Musikalitätstest begann mit dem Testen der Tonhöhe. Dazu enthielt jede Aufgabe jeweils zwei unterschiedlich hohe Töne, die nacheinander vorgespielt wurden. Die Teilnehmer mussten ankreuzen, ob der jeweils zweite erklingende Ton höher oder tiefer als der erste Ton war. Als zweiter Testabschnitt folgte die Lautstärkeprüfung, welche in der gleichen Art wie die Tonhöhenprüfung aufgebaut war. Hier musste angegeben werden, ob der zweite erklingende Ton lauter oder leiser als der erste Ton war. Im dritten Abschnitt wurde das Hören von gleichen oder unterschiedlichen Rhythmen geprüft. Dazu wurden jeweils zwei aufeinander folgende Rhythmen vorgespielt. Hier war anzukreuzen, ob die beiden dargestellten Rhythmen jeweils identisch oder verschieden waren. Als vierter Abschnitt folgte das Testen der Tonlänge, welches nach demselben Prinzip wie in den ersten beiden Abschnitten aufgebaut war.

Die Probanden und Probandinnen mussten angeben, ob der jeweils zweite erklingende Ton länger oder kürzer als der erste Ton war. Der fünfte Abschnitt des Seashore-Musikalitätstests prüfte die Fähigkeit, Klangfarben zu unterscheiden. Dazu wurden jeweils zwei aufeinander folgende Töne vorgespielt, welche von den Hörern als identisch oder verschieden gekennzeichnet werden mussten. Im letzten Abschnitt wurde das Gedächtnis für Tonfolgen geprüft. Dieser Abschnitt bestand aus drei Blöcken, in denen drei aufeinander folgende Töne jeweils zweimal erklangen, wobei im zweiten Durchlauf ein Ton verändert wurde. Es musste angegeben werden, welcher der drei Töne verändert worden war. Der Block B dieses Abschnittes enthielt vier und der Block C fünf aufeinander folgende Töne.

Der Seashore-Musikalitätstest erforderte einen Zeitumfang von ungefähr 30 Minuten. Obwohl der Test nach Seashore zweimal hintereinander durchgeführt werden sollte, wurde in der vorliegenden Untersuchung darauf verzichtet, da die musikalischen Tendenzen der Testpersonen durch das einmalige Durchführen des Tests ersichtlich wurden.

9.3 Aufnahmen vor und nach dem Einfluss der physiologischen Gesangsstimme

Sobald der Seashore-Musikalitätstest in der jeweiligen Untersuchung abgeschlossen war, wurde die erste Aufnahme durchgeführt. Die Testperson wurde zunächst aufgefordert, etwas in der Spontansprache zu erzählen. Dabei wurden Anregungen wie zum Beispiel Fragen zum letzten Urlaub, Ablauf von bestimmten Festen oder der Arbeitswoche gegeben. Es wurde jedoch darauf geachtet, dass die Teilnehmer im Inhalt dieser Spontansprache möglichst nichts darüber verrieten, ob es sich um eine Vorher- oder Nachher-Aufnahme handelte, da die unbekannte Reihenfolge der Aufnahmen für die auditive Auswertung von großer Wichtigkeit war. Der Spontansprache folgten das Lesen des Textes „Der Nordwind und die Sonne“ sowie das Singen eines der vier oben genannten Volkslieder (vgl. Kap.8).

Von den 90 Probanden und Probandinnen nahmen insgesamt 55 Frauen und 35 Männer teil. Es entschieden sich insgesamt 36 Teilnehmer (25 Frauen und 11 Männer) für das Lied „Alle Vöglein sind schon da“. Das Lied „Jetzt fahr´n wir übern See“ wurde insgesamt von 22 Teilnehmer (8 Frauen und 14 Männer) gesungen, wobei fünf der männlichen Teilnehmer das Lied teilweise in Moll sangen, ohne dies zu bemerken. Zwei weitere männliche Teilnehmer bemerkten ihren Fehler des Mollsingens, konnten sich aber nicht korrigieren, so dass sie ein anderes Lied wählten. Für das Lied „Wenn ich ein Vöglein wär´“ entschieden sich insgesamt 14 Teilnehmer (11 Frauen und 3 Männer). „Das Wandern ist des Müllers Lust“ wurde von 15 Teilnehmern (8 Frauen und 7 Männer) ausgesucht.

Nach der ersten Aufnahme wurden der jeweiligen Testperson drei Tenor-Lieder, gesungen von Peter Schreier, vorgespielt. Während des Hörens der Musik hatten die Testpersonen die Aufgabe, sich zurückzulehnen, die Augen zu schließen und sich zu entspannen. Die Reihenfolge der Tenor-Lieder ist bewusst ausgesucht und festgelegt worden, da sie bei den Probanden und Probandinnen eine bestimmte entspannende Stimmung erzeugen sollten.

Zuerst wurde das langsame und ruhige Lied von Robert Schumann „Hör´ ich das Liedchen klingen“ vorgespielt, welches mit ruhiger Klaviermusik beginnt, worauf der lyrische Gesang von Peter Schreier einsetzt. Dieser steigert sich allmählich, setzt sich aber dennoch weiterhin ruhig im Piano fort und endet sanft. In diesem Moment übernimmt das Klavier wieder den dominanten Part und steigert sich kurz vom ruhigen Piano in das etwas aufbäumende Forte, um anschließend ins Piano zurückzukehren und das Lied zu beenden. Da sich das Lied durch ein beruhigendes Tempo und sehr lockeren und sanften Gesang auszeichnet, ist es für den Einstieg des Hörens und Entspannens der physiologischen Stimme gut geeignet.

Anschließend erklang das langsame und ruhige Lied von Conradin Kreutzer „Ruhetal“. Dieses beginnt ebenso ruhig und lyrisch mit dem Gesang von Peter Schreier und der Klavierbegleitung, enthält aber insgesamt mehr stimmliche Kontraste von Piano und Forte und somit auch intensivere Steigerungen der Gesangsstimme. Auch dieses Lied endet leise und sanft. Im Gegensatz zum ersten Stück wird es ausschließlich mit Gesang ausgefüllt, während die Klavierbegleitung hintergründig bleibt.

Nach diesen beiden sehr ruhigen und langsamen Liedern folgte schließlich das kurze und lebhafte, aber dennoch ebenso lyrisch gesungene Lied von Robert Schumann „Morgens steh´ ich auf und frage“. Mit seinem munteren Charakter hatte es die Funktion, die Hörenden behutsam aus der Entspannungsphase zu holen, um anschließend die Kopfhörer abzulegen und zur nächsten Aufnahme überzugehen.

Dann fand die zweite Durchführung der Aufnahme statt. Die jeweilige Testperson wurde erneut aufgefordert, etwas Spontanes zu erzählen, dann den Text „Der Nordwind und die Sonne“ zu lesen und schließlich das von ihm ausgewählte Lied zu singen. Diese zweiten Aufnahmen (Nachher-Aufnahmen) waren entscheidend für die Auswertung, da sie zeigen sollten, ob sich am Stimmklang der einzelnen Personen durch den Einfluss der vorgespielten Lieder geändert und somit der funktionelle Nachvollzug der physiologischen klassischen Gesangsstimme stattgefunden hat. Erwartet wurde, dass sich gewisse Parameter im jeweiligen Stimmklang der Probanden und Probandinnen durch den funktionellen Nachvollzug der physiologischen Gesangsstimme verbesserten. Anders als in der vorangegangenen Pilotstudie wurde in der vorliegenden Studie auf das Vorspielen der unphysiologischen Gesangsstimme verzichtet, da der funktionelle Nachvollzug der unphysiologischen Gesangsstimme (im Sinne einer kurzzeitigen Verschlechterung der Stimmgebung) der Probanden in der Pilotstudie tendenziell nachgewiesen werden konnte und somit für die vorliegende Untersuchung keine Relevanz mehr besaß.

9.4 Auswertung (allgemein)

Die Auswertung der Parameter des Fragebogens und des Musikalitätstests sowie der auditiven, akustischen und der Zusammenhangsanalyse der Ergebnisse erfolgte durch das Statistikprogramm SPSS (Version 18). Die Daten wurden je nach vorhandener bzw. nicht-vorhandener Normalverteilung anhand von parametrischen und nicht-parametrischen Tests durchgeführt. Es gilt das Signifikanzniveau von $p = 0,05$.

Im Folgenden werden sowohl Signifikanzen als auch Tendenzen (mit einem p-Wert von $<0,1$) dargestellt, da aufgrund des begrenzten Probandenkollektivs auch diese Werte relevant sind. Lediglich bei der Zusammenhangsanalyse der Ergebnisse wird auf die Darstellung der Tendenzen verzichtet, da diese im Hinblick auf die Korrelationswerte bzw. Unterschiedswerte wenig aussagekräftig sind.

10. Auswertung des Tests zur persönlichen Einschätzung der eigenen Musikalität

Insgesamt enthielt der Test zur persönlichen Einschätzung der eigenen Musikalität (siehe Anhang) acht Fragen, welche auf einer Skala von 1 bis 7 bewertet wurden. Diese werden aus Übersichtsgründen in den folgenden Grafiken jeweils mit vier Kategorien zusammengefasst. Ebenso wurden drei Entscheidungsfragen (Ja/Nein) und vier offene Fragen gestellt. Die Ergebnisse des Tests wurden mit nichtparametrischen Tests (Häufigkeitstabellen) berechnet. Die Daten und Mittelwerte der folgenden Grafiken und Tabellen sind in der Personenanzahl angegeben.

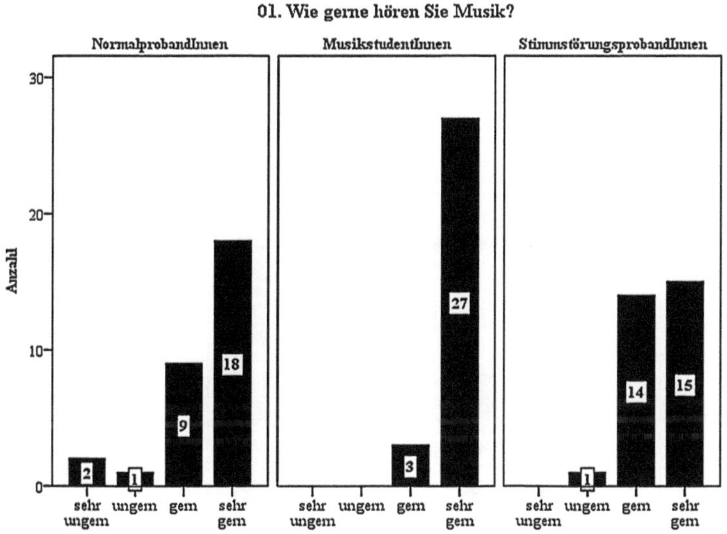

Abb. 1: Test zur persönlichen Einschätzung der eigenen Musikalität - Frage 1

Tab. 1: Test zur persönlichen Einschätzung der eigenen Musikalität - Frage 1

Statistiken		
Wie gerne hören sie Musik?		
N	Gültig	90
	Fehlend	0
Mittelwert		6,43

Zunächst wurden die Testpersonen gefragt, wie gerne sie Musik hörten (vgl. Abb. 1). Dabei fiel auf, dass die meisten Probanden und Probandinnen (darunter alle Musikstudenten und -studentinnen) sehr gern bis gern Musik hörten und insgesamt nur vier Personen ungern bis sehr ungern Musik hörten. Insgesamt wurde auf der Skala von 1 (sehr ungern) bis 7 (sehr gern) ein Mittelwert von 6,43 erreicht (vgl. Tab. 1).

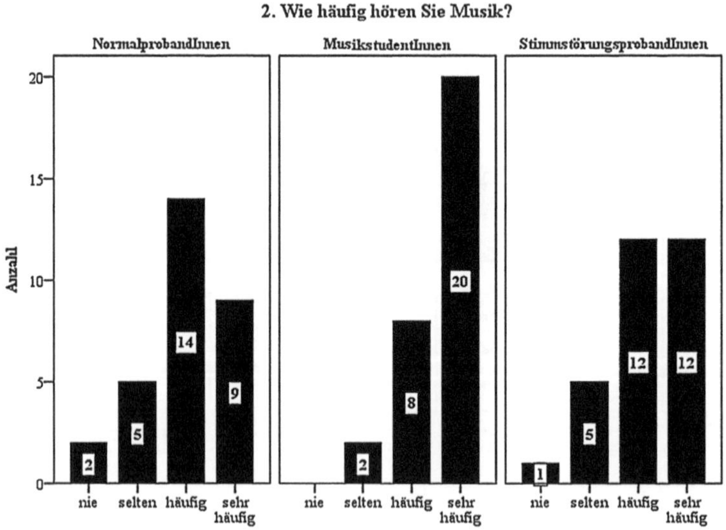

Abb. 2: Test zur persönlichen Einschätzung der eigenen Musikalität - Frage 2

Tab. 2: Test zur persönlichen Einschätzung der eigenen Musikalität - Frage 2

Statistiken		
Wie oft hören sie Musik?		
N	Gültig	90
	Fehlend	0
Mittelwert		5,82

Die Frage, wie häufig die Probanden und Probandinnen Musik hörten, wurde von den meisten Probanden und Probandinnen mit sehr häufig bis häufig beantwortet, wobei zwei der Musikstudenten und -studentinnen unter den Personen waren, die selten angaben (vgl. Abb. 2). Insgesamt wurde auf der Skala von 1 (nie) bis 7 (sehr häufig) ein Mittelwert von 5,82 erreicht (vgl. Tab. 2). Demnach bestand bei der Mehrheit aller Probanden und Probandinnen ein großes Musikinteresse.

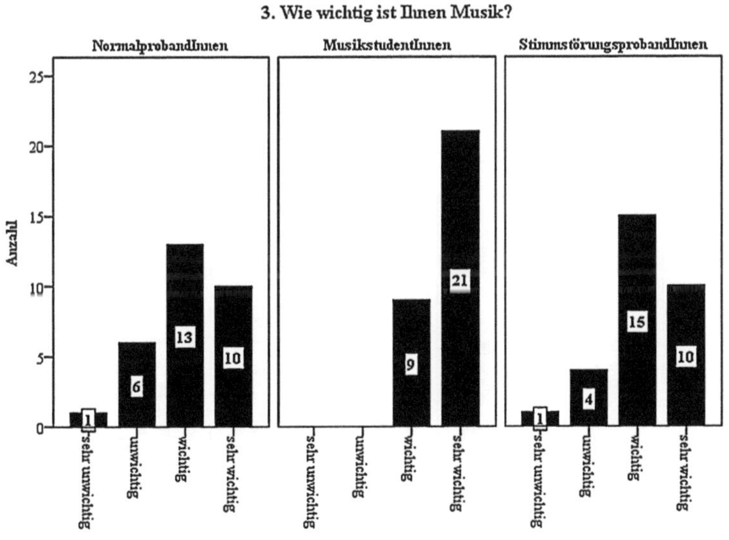

Abb. 3: Test zur persönlichen Einschätzung der eigenen Musikalität - Frage 3

Tab. 3: Test zur persönlichen Einschätzung der eigenen Musikalität - Frage 3

Statistiken		
Wie wichtig ist ihnen Musik?		
N	Gültig	90
	Fehlend	0
Mittelwert		6,00

Die Antworten auf die Frage nach der Wichtigkeit der Musik waren vergleichbar mit den Ergebnissen der Häufigkeitsfrage des Musikhörens. Auch hier wurde deutlich sichtbar, dass die meisten Probanden und Probandinnen aller Gruppen der Musik einen hohen Stellenwert in ihrem Leben gaben (vgl. Abb. 3). Insgesamt wurde auf der Skala von 1 (*sehr unwichtig*) bis 7 (*sehr wichtig*) ein Mittelwert von 6 erreicht (vgl. Tab. 3).

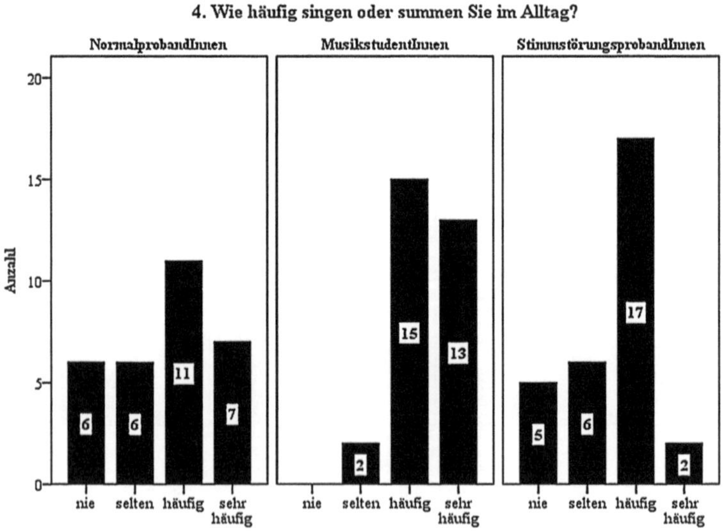

Abb. 4: Test zur persönlichen Einschätzung der eigenen Musikalität - Frage 4

Tab. 4: Test zur persönlichen Einschätzung der eigenen Musikalität - Frage 4

Statistiken		
Wie häufig singen oder summen sie im Alltag?		
N	Gültig	90
	Fehlend	0
Mittelwert		5,03

Die vierte Frage des Tests zur persönlichen Einschätzung der eigenen Musikalität betraf das aktive Beschäftigen mit Melodien und sogenannten *Ohrwürmern* im Alltag. Auch die Antworten auf die Frage, wie häufig im Alltag gesungen bzw. gesummt wurde, zeigten, dass besonders die Gruppe der Musikstudenten und -studentinnen überwiegend *häufig* bis *sehr häufig* im Alltag summte und sang (vgl. Abb. 4). Ebenso traf dies bei den vielen Probanden und Probandinnen der anderen Gruppen zu. Insgesamt wurde auf der Skala von 1 (nie) bis 7 (sehr häufig) ein Mittelwert von 5,03 erreicht (vgl. Tab. 4). Daraus ist zu schließen, dass die meisten Probanden und Probandinnen auch aktiv Freude am Singen und an Musik allgemein hatten.

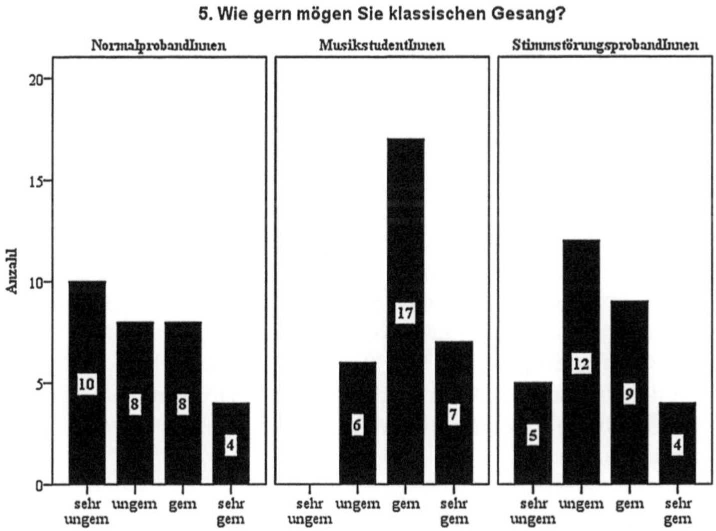

Abb. 5: Test zur persönlichen Einschätzung der eigenen Musikalität - Frage 5

Tab. 5: Test zur persönlichen Einschätzung der eigenen Musikalität - Frage 5

Statistiken		
Wie gerne mögen sie klassischen Gesang?		
N	Gültig	90
	Fehlend	0
Mittelwert		4,49

Die Antworten auf die fünfte Frage des Tests, welche speziell den Musikgeschmack betraf und die Beliebtheit klassischen Gesangs erfragte, zeigten sehr unterschiedliche Ergebnisse (vgl. Abb. 5).
Die Frage ist für die vorliegende Untersuchung von wichtiger Bedeutung. Es wird davon ausgegangen, dass eine persönliche Neigung für klassischen Gesang eine mögliche Bedingung für den funktionellen Nachvollzugs der klassischen Gesangsstimme ist. Somit könnte eine Abneigung bezüglich dieses Gesangsstils beim Hörer bedeuten, dass keine Entspannung der Artikulationsorgane bzw. der funktionelle Nachvollzug während des Konzentrierens auf die klassisch gesungenen Lieder stattgefunden hat. Insgesamt wurde auf der Skala von 1 (*sehr ungern*) bis 7 (*sehr gern*) ein Mittelwert von 4,49 erreicht (vgl. Tab. 5).

Die Ergebnisse der oben genannten Fragen beschreiben, wie die persönlichen Vorlieben beim klassischen Gesang auseinander gingen. Während der überwiegende Teil der Testpersonen angab, klassischen Gesang *gerne* bis *sehr gerne* zu mögen, waren es dennoch fast genauso viele Teilnehmer und Teilnehmerinnen insgesamt, die diese Gesangsrichtung ablehnten. Selbst bei den Musikstudenten und -studentinnen, welche tagtäglich in ihrem Studium mit dem Erlernen und dem Wissen der klassischen Gesangskunst konfrontiert wurden, gaben sechs von ihnen an, klassischen Gesang *nicht so gern* zu mögen. Aus den Gesprächen mit diesen Probanden und Probandinnen ging hervor, dass die persönlichen Vorlieben eher beim Musical-, Jazz- und Popgesang lagen, das Studium aber eher auf klassischen Gesang ausgerichtet war. Es galt zu untersuchen, ob die negativen Antworten der Probanden und Probandinnen aller Gruppen Einfluss auf den erfolgten bzw. nicht erfolgten funktionellen Nachvollzug der physiologischen Gesangsstimme nahmen.

Während diese Fragen die Vorlieben und den persönlichen Umgang mit Musik betreffen, beziehen sich die folgenden fünf Fragen auf die persönliche Einschätzung der eigenen musikalischen Fähigkeiten.

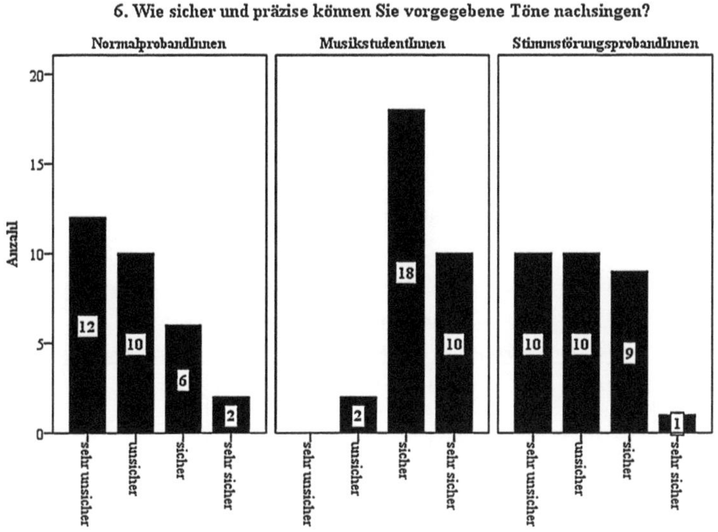

Abb. 6: Test zur persönlichen Einschätzung der eigenen Musikalität - Frage 6

Tab. 6: Test zur persönlichen Einschätzung der eigenen Musikalität: Frage 6

Statistiken		
Wie sicher und präzise können sie vorgegebene Töne nachsingen?		
N	Gültig	90
	Fehlend	0
Mittelwert		4,30

Die Frage, wie sicher und präzise vorgegebene Töne nachgesungen werden können, wurde sehr unterschiedlich beantwortet (vgl. Abb. 6). Während überwiegend Musikstudenten und -studentinnen die Frage mit *sehr sicher* bis *unsicher* beantworteten, schätzte sich die Mehrheit der beiden anderen Gruppen eher *unsicher* bis *sehr unsicher* ein. Insgesamt wurde auf der Skala von 1 (*sehr unsicher*) bis 7 (*sehr sicher*) ein Mittelwert von 4,3 erreicht (vgl. Tab. 6).
Demnach ist anhand des Seashore-Tests für musikalische Begabung zu prüfen, ob sich diese Einschätzungen bestätigen.

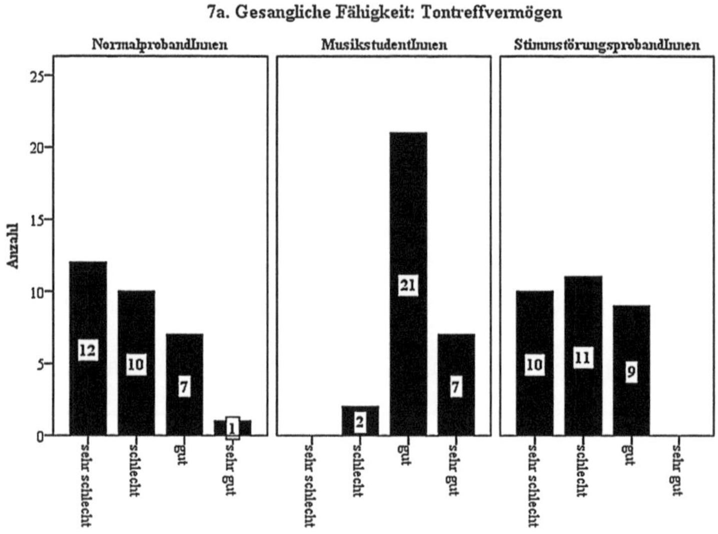

Abb. 7: Test zur persönlichen Einschätzung der eigenen Musikalität - Frage 7a

Tab. 7: Test zur persönlichen Einschätzung der eigenen Musikalität - Frage 7a

Statistiken		
gesangliche Fähigkeit: Tontreffvermögen		
N	Gültig	90
	Fehlend	0
Mittelwert		4,21

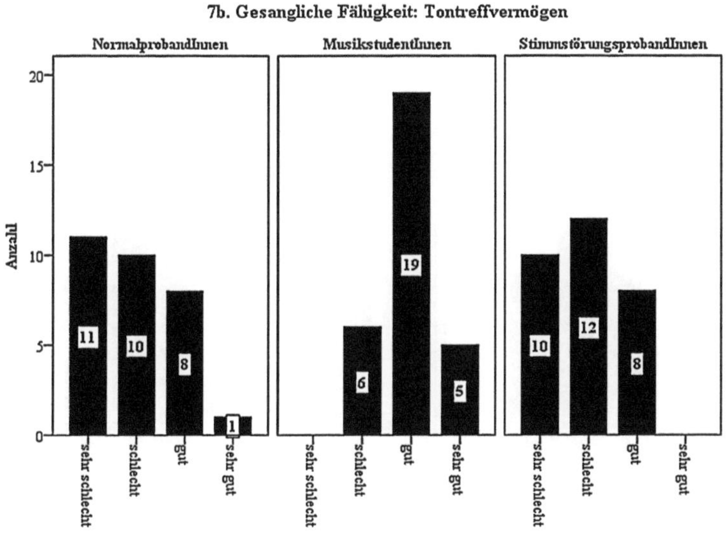

Abb. 8: Test zur persönlichen Einschätzung der eigenen Musikalität - Frage 7b

Tab. 8: Test zur persönlichen Einschätzung der eigenen Musikalität - Frage 7b

Statistiken		
Gesangliche Fähigkeit: Tonhaltevermögen		
N	Gültig	90
	Fehlend	0
Mittelwert		4,06

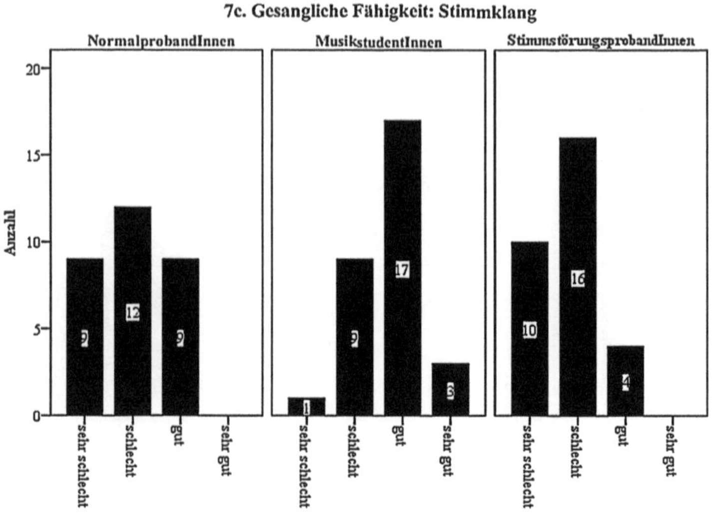

Abb. 9: Test zur persönlichen Einschätzung der eigenen Musikalität - Frage 7c

Tab. 9: Test zur persönlichen Einschätzung der eigenen Musikalität - Frage 7c

Statistiken		
Gesangliche Fähigkeit: Stimmklang		
N	Gültig	90
	Fehlend	0
Mittelwert		3,83

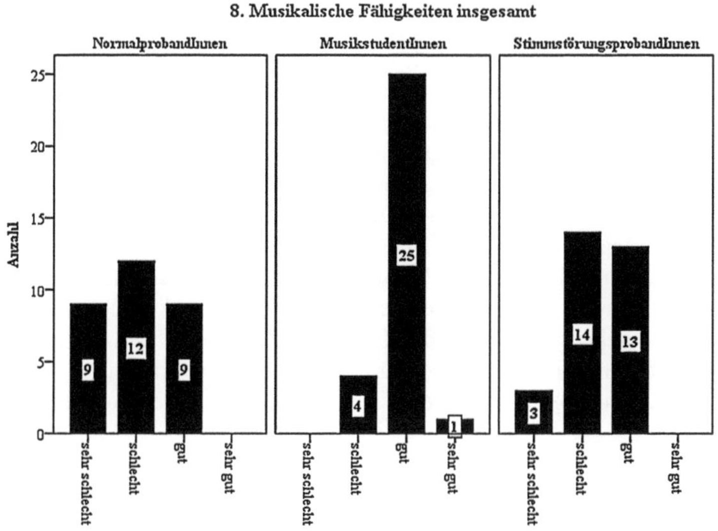

Abb. 10: Test zur persönlichen Einschätzung der eigenen Musikalität - Frage 8

Tab. 10: Test zur persönlichen Einschätzung der eigenen Musikalität - Frage 8

Statistiken		
musikalische Fähigkeiten insgesamt		
N	Gültig	90
	Fehlend	0
Mittelwert		4,33

In den Abbildungen 7 bis 10 geht deutlich hervor, dass auch hier große Unterschiede bei der Beantwortung der Probanden und Probandinnen vorhanden waren. Während die Mehrheit der Musikgruppe angab, die einzelnen musikalischen Fähigkeiten gut zu beherrschen, schätzten sich insgesamt viele Probanden und Probandinnen als eher unmusikalisch ein. Insgesamt wurde auf der Skala von 1 (*sehr schlecht*) bis 7 (*sehr gut*) jeweils ein Mittelwert um 4, bei der Frage nach der Stimmklangeinschätzung von 3,83 erreicht (vgl. Tab. 7-10).

Insgesamt hat sich gezeigt, dass der eigene Stimmklang, besonders bei den Gruppen der Normal- und der Stimmstörungsprobanden und -probandinnen, überwiegend als schlecht eingestuft wurde (vgl. Abb. 9). In der Gruppe der Musikstudenten und -studentinnen wäre zu erwarten gewesen, dass nahezu alle Personen die Fragen positiv beantworteten, da dementsprechende Leistungen schon zur Aufnahmeprüfung abverlangt wurden und im gesamten Studium gefördert werden. Da es sich bei den Fragen aber um rein subjektive Einschätzungen handelt, könnten diese Ergebnisse auch auf Bescheidenheit oder verfehlte Selbsteinschätzung zurückgeführt werden. Des Weiteren enthielt der Test zur persönlichen Einschätzung der eigenen Musikalität die Frage, welche Art von Musik gerne gehört wurde, wobei die Testpersonen die Möglichkeit bekamen, mehrere Angaben zu machen. Dies hatte den Sinn, das weite Spektrum der individuellen Musikvorlieben möglichst genau einzukreisen, nach Häufigkeiten sortieren und mit den anderen Ergebnissen der vorliegenden Untersuchung vergleichen zu können.

Die folgenden Abbildungen sind nach der Häufigkeit der Vorlieben sortiert und aufgelistet (vgl. Abb. 11-20). Demnach stehen die Musikrichtungen *Rock* und *Klassik* an oberster Stelle (die Mehrheit der Testpersonen gab sie als Musikvorliebe an), gefolgt von der Musikrichtung *Pop*. Die Musikrichtungen *Jazz*, *elektronische Musik*, *Reggae*, *Hip Hop*, *Ski* und *Blues* wurden jeweils von einer Minderheit der Testpersonen erwähnt. Vereinzelte spezielle Musikvorlieben wurden als Kategorie *Sonstige Musikvorlieben* zusammengefasst.

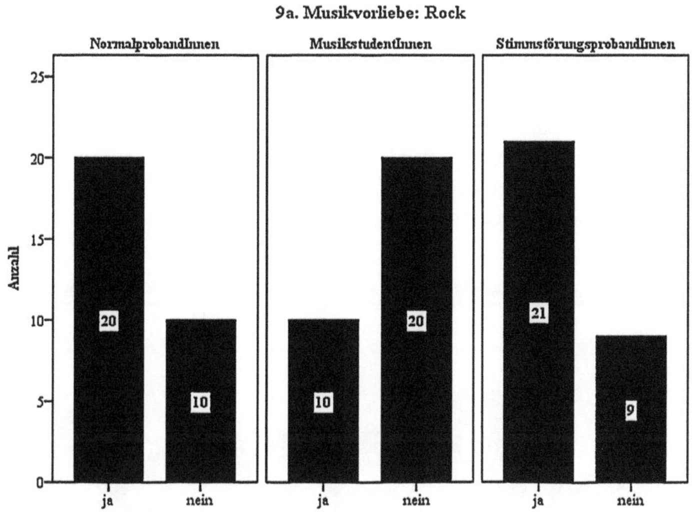

Abb. 11: Test zur persönlichen Einschätzung der eigenen Musikalität - Frage 9a

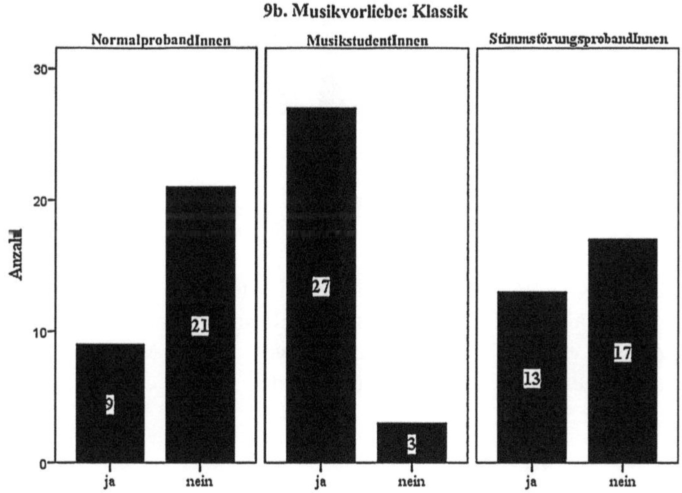

Abb. 12: Test zur persönlichen Einschätzung der eigenen Musikalität - Frage 9b

Auffällig bei den Musikvorlieben der Genres *Rock* und *Klassik* war, dass Rockmusik überwiegend von der Kontrollgruppe und der Stimmstörungsgruppe und weniger von der Musikstudenten und -studentinnengruppe gehört wurde, während klassische Musik besonders von Musikstudenten und -studentinnen gern gehört wurde (vgl. Abb. 12, 13). Dies lässt Vermutungen zu, dass Musikstudenten und -studentinnen, welche im Studium ein aktives und passives Wissen über klassische Musik erlernten, auch privat diese Musik bevorzugten und dadurch weniger Interesse an Rockmusik hatten.

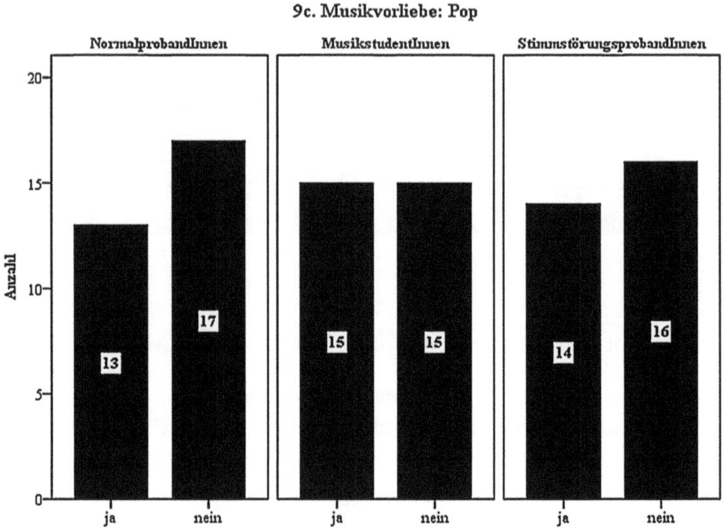

Abb. 13: Test zur persönlichen Einschätzung der eigenen Musikalität - Frage 9c

Das Genre *Popmusik* wurde von etwa der Hälfte aller Probanden und Probandinnen gleichermaßen auf die Gruppen verteilt angegeben (vgl. Abb. 13). Somit kann festgestellt werden, dass unabhängig von einem Musikstudium die Musikrichtung Pop gern bzw. ungern gehört wurde.

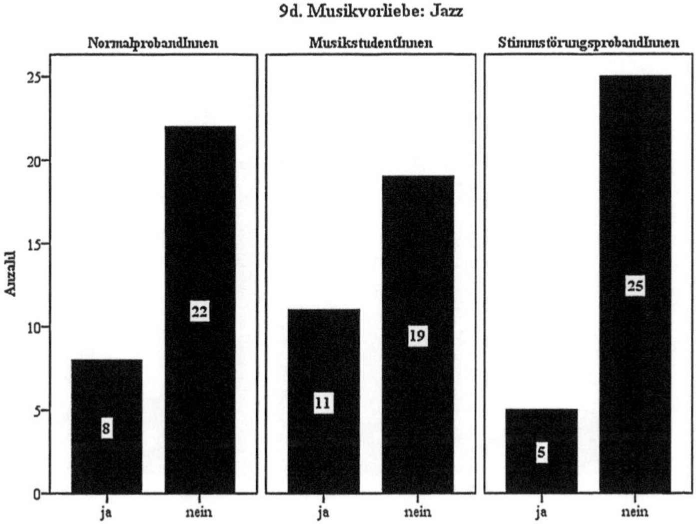

Abb. 14: Test zur persönlichen Einschätzung der eigenen Musikalität - Frage 9d

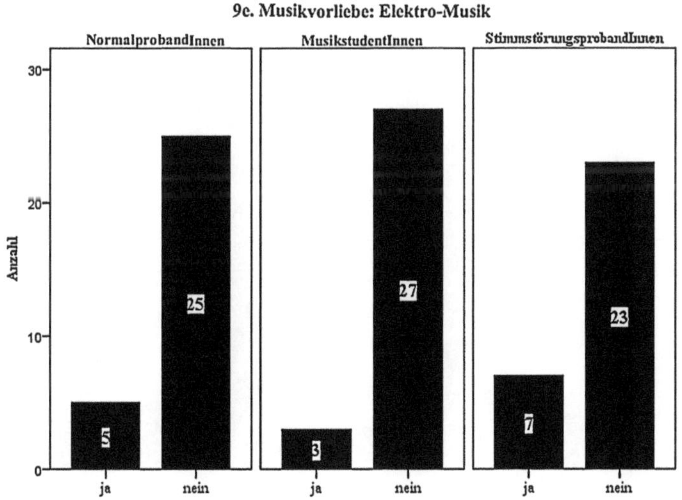

Abb. 15: Test zur persönlichen Einschätzung der eigenen Musikalität - Frage 9e

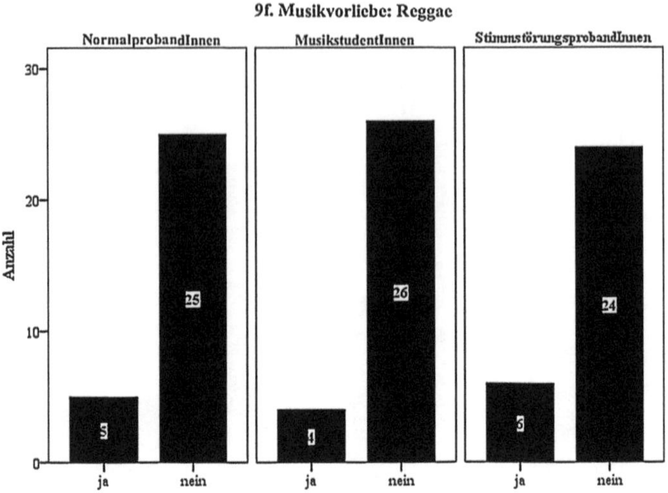

Abb. 16: Test zur persönlichen Einschätzung der eigenen Musikalität - Frage 9f

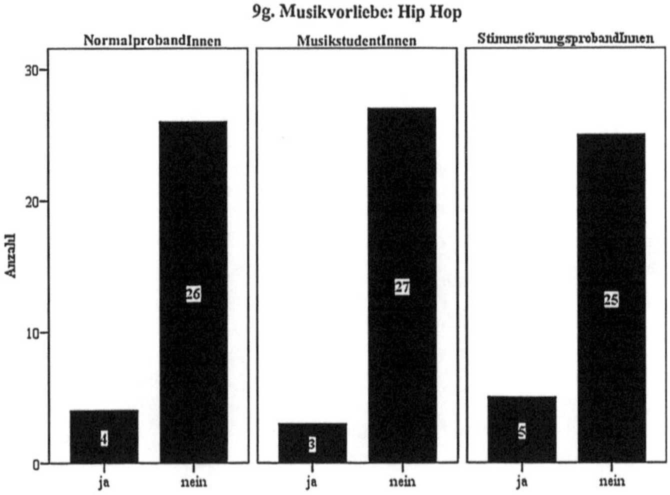

Abb. 17: Test zur persönlichen Einschätzung der eigenen Musikalität - Frage 9g

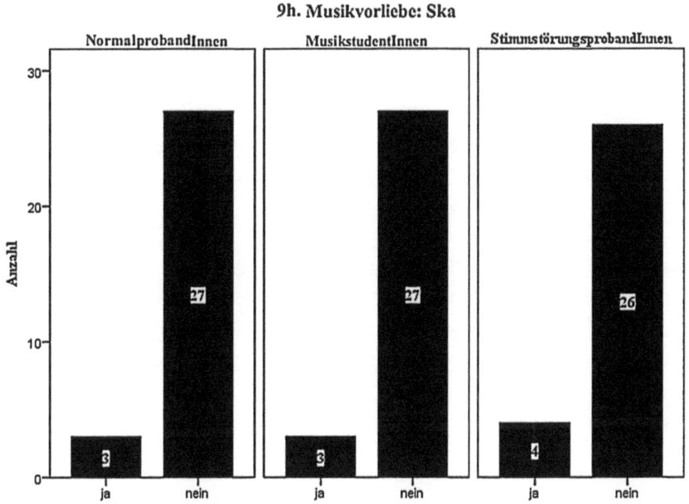

Abb. 18: Test zur persönlichen Einschätzung der eigenen Musikalität - Frage 9h

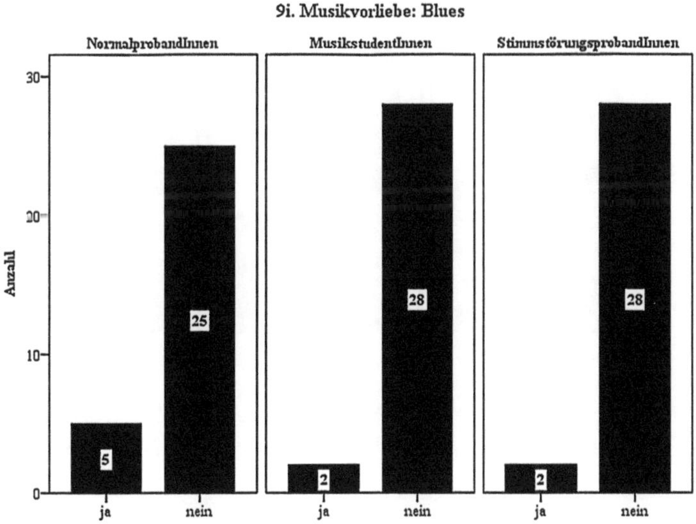

Abb. 19: Test zur persönlichen Einschätzung der eigenen Musikalität - Frage 9i

Die Musikrichtungen *Jazz, Elektro-Musik, Reggae, Hip Hop, Ska* und *Blues* wurden von den wenigsten Probanden und Probandinnen angegeben (vgl. Abb. 14-19). Die Ergebnisse dieser Musikrichtungen hatten gemeinsam, dass sie nur von einem sehr geringen Teil der Testpersonen gehört wurden. Es waren keine Unterschiede zwischen den Gruppen erkennbar. Somit ließ sich schlussfolgern, dass diese Musikrichtungen eher einen speziellen Musikgeschmack erforderten und nicht wie die Musikgenres *Rock, Klassik* und *Pop* von einer breiten Masse gehört wurden.

Musikrichtungen, die noch seltener als die oben genannten Genres als Vorlieben angegeben wurden, sind als *Sonstige Musikvorlieben* zusammengefasst worden (vgl. Abb. 20). Hier ist deutlich erkennbar, dass viele unterschiedliche spezielle Musikrichtungen individuell bevorzugt wurden (vgl. Abb. 20).

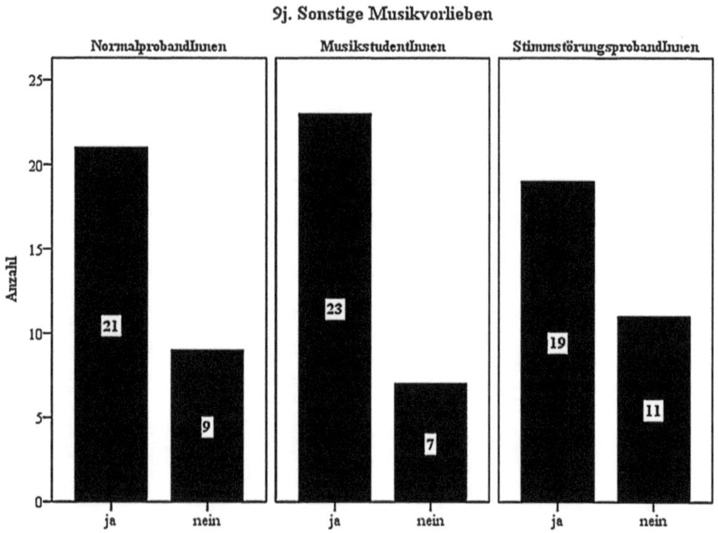

Abb. 20: Test zur persönlichen Einschätzung der eigenen Musikalität - Frage 9j

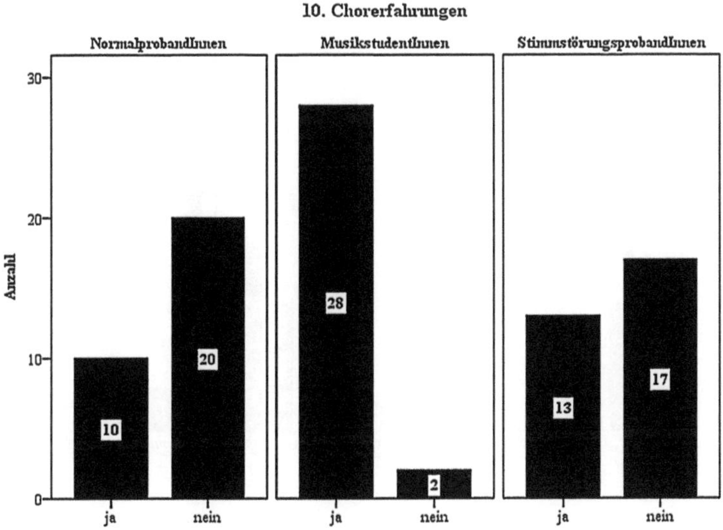

Abb. 21: Test zur persönlichen Einschätzung der eigenen Musikalität - Frage 10

Die Fragen 10 bis 12 des Tests zur persönlichen Einschätzung der eigenen Musikalität betrafen abschließend die eigenen produktiven musikalischen Erfahrungen (vgl. Abb. 21, 22, 23).

Die Ergebnisse der Frage nach Chorerfahrungen zeigten, dass die Mehrheit der Musikstudenten und -studentinnen in einem Chor sang oder gesungen hatte. Die Chorerfahrungsjahre reichten dabei von 1 bis zu 27 Jahren. Bei den Normal- und Stimmstörungsprobanden und -probandinnen wurde überwiegend keine Chorerfahrung angegeben (vgl. Abb. 21).

Für die vorliegende Untersuchung sind diese Erkenntnisse bedeutsam, da vorhandene Chor- bzw. Gesangserfahrungen Einfluss auf das funktionelle Nachempfinden der physiologischen Gesangsstimme haben könnten. Im Folgenden werden die Ergebnisse der Fragen zur Stimmgattung, Chorerfahrungen und Musikinstrumentenunterricht dargestellt.

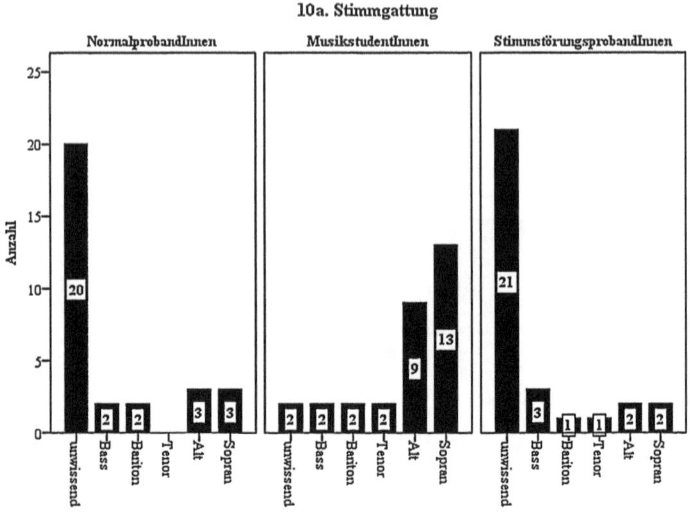

Abb. 22: Test zur persönlichen Einschätzung der eigenen Musikalität – Frage 10a

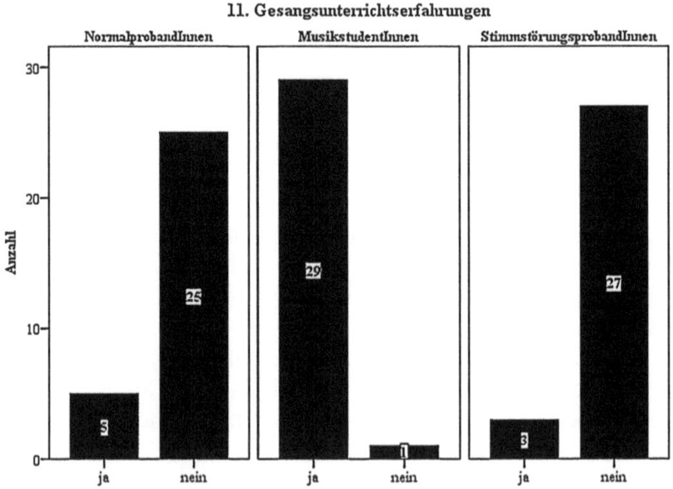

Abb. 23: Test zur persönlichen Einschätzung der eigenen Musikalität - Frage 11

Abbildung 23 zeigt, dass alle Stimmgattungen vertreten waren, wobei *Sopran* und *Alt* bei den Musikstudenten und -studentinnen am häufigsten auftraten, was durch die erhöhte Frauenquote bei der Studie zu erklären ist. Bei den beiden anderen Gruppen gaben jeweils etwa 2/3 der Probanden und Probandinnen an, ihre Stimmgattung nicht zu kennen, da sie keine Gesangserfahrungen aufwiesen. Dies bestätigten auch die Ergebnisse der Frage 11 nach Gesangsunterrichtserfahrungen. Während nahezu alle Musikstudenten und -studentinnen Erfahrungen im Gesangsunterricht gemacht haben, wies nur ein sehr geringer Teil der anderen Probanden und Probandinnen diese Erfahrungen auf (vgl. Abb. 24). Die Erfahrungen der Probanden und Probandinnen, die Gesangsunterricht erhielten bzw. erhalten hatten, umfassten 1 bis 12 Unterrichtsjahre. Ebenso stellte sich heraus, dass die meisten der Testpersonen mindestens ein Musikinstrument spielen konnten (vgl. Abb. 24). Dabei wurden Angaben zu autodidaktischen Lernmethoden nicht mitgezählt. Einige Probanden und Probandinnen, vorwiegend Musikstudenten und -studentinnen, erhielten Unterricht in bis zu fünf Instrumenten.

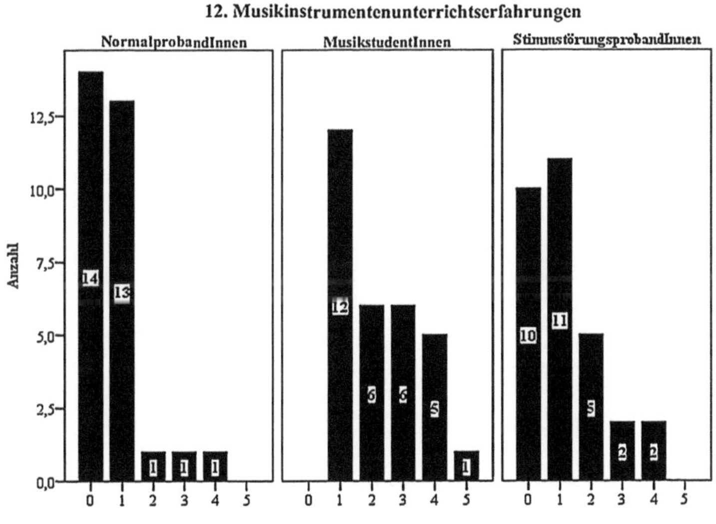

Abb. 24: Test zur persönlichen Einschätzung der eigenen Musikalität - Frage 12

Fazit:
Bezugnehmend auf die vorliegende Untersuchung geben die Ergebnisse der persönlichen Einschätzung der Probanden und Probandinnen Auskunft zur Musikalität, dem Umgang mit Musik und den persönlichen musikalischen Vorlieben. Sie bilden die Voraussetzung für mögliche Zusammenhänge zwischen musikalischen Vorlieben, Erfahrungen und Fähigkeiten sowie dem eigenen Stellenwert der Musik für die Befragten und dem mehr oder weniger erfolgten funktionellen Nachvollzug von Gesangsstimmen. Zusätzlich konnte der Fragebogen einen persönlichen Eindruck der jeweiligen Probanden und Probandinnen vermitteln. Durch das Gespräch über Musik, welches jeweils durch den Fragebogen mit den meisten Probanden und Probandinnen entstand, konnte eine gute zwischenmenschliche Basis hergestellt werden.

11. Auswertung des Seashore-Tests für musikalische Begabung

Die Auswertung des Seashore-Tests erfolgte durch deskriptive Statistiken, welche im Folgenden anhand von Häufigkeitstabellen dargestellt werden. Somit werden die Probandengruppen mit den entsprechenden Notenergebnissen der einzelnen Kategorien aufgelistet. Aus den jeweiligen Tabellen geht hervor, wie viele Probanden und Probandinnen insgesamt und mit welchen Noten bewertet wurden. Die Ergebnisse werden in den Grafiken in Prozent und in den Tabellen in der Personenanzahl angegeben.

11.1 Kategorie 1: Tonhöhe

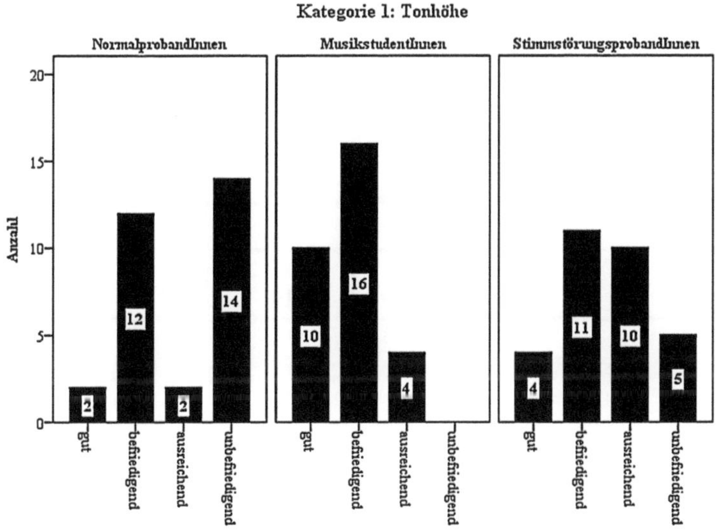

Abb. 25: Seashore-Test für musikalische Begabung – Tonhöhe

Beim Tonhöhentest wurde das Erkennen und Zuordnen unterschiedlicher Tonhöhen abverlangt. Es zeigte sich, dass die Gruppe der Musikstudenten und Musikstudentinnen besser als die anderen Gruppen abschnitt. Die Mehrheit lag hier bei *befriedigenden* (53,3%) und *guten* (33,3%) Ergebnissen. Die Stimmstörungsprobanden und -probandinnen hatten überwiegend *befriedigende* (36,7%)

und *ausreichende* (33,3%) Ergebnisse und schnitten damit besser ab als die Normalprobanden und -probandinnen, welche überwiegend die Noten *unbefriedigend* (46,7%) und *befriedigend* (40%) erreichten (vgl. Abb. 25, Tab. 11).

Insgesamt ist anzunehmen, dass die Musikstudenten und -studentinnen aufgrund ihrer musikalischen Ausbildung beim Lösen der Testkategorie *Tonhöhe* weniger Schwierigkeiten hatten als die Probanden und Probandinnen der Stimmstörungs- und Kontrollgruppe.

Tab. 11: Seashore-Test für musikalische Begabung – Tonhöhe

Gruppe	**Kategorie 1:Tonhöhe**				gesamt
	gut	befriedigend	ausreichend	unbefriedigend	
Normal-probanden und -probandinnen	2	12	2	14	30
Musik-studenten und -studentinnen	10	16	4	0	30
Stimmstörungs-probanden und -probandinnen	4	11	10	5	30
gesamt	16	39	16	19	90

11.2 Kategorie 2: Lautstärke

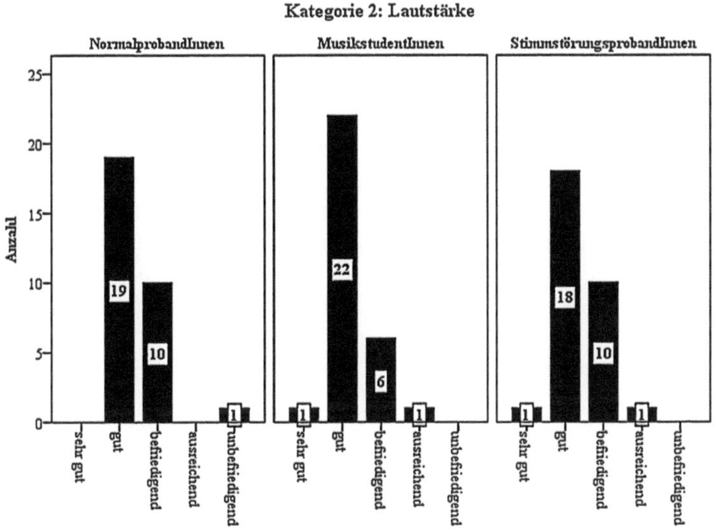

Abb. 26: Seashore-Test für musikalische Begabung – Lautstärke

Tab. 12: Seashore-Test für musikalische Begabung – Lautstärke

Gruppe	Kategorie 2: Lautstärke					gesamt
	seh gut	gut	befriedigend	ausreichend	unbefriedi-gend	
Normalprobanden und -probandinnen	0	19	10	0	1	30
Musikstudenten und -studentinnen	1	22	6	1	0	30
Stimmstörungs-probanden und -probandinnen	1	18	10	1	0	30
gesamt	2	59	26	2	1	90

In der Kategorie *Lautstärke* war es Aufgabe der Probanden und Probandinnen zu entscheiden, welcher von zwei Tönen lauter bzw. leiser war. Bei der Auswertung des Lautstärkentests war erkennbar, dass der überwiegende Teil der Probanden und Probandinnen in allen Gruppen *gut* abgeschnitten hat. Auch hier erreichten die Musikstudenten und -studentinnen die besten Ergebnisse. Da sowohl die Kontrollgruppe mit 63,3 % als auch die Stimmstörungsgruppe mit 60 Prozent überwiegend gute Ergebnisse erzielte, wird davon ausgegangen, dass musikalische Kenntnisse und Fähigkeiten (in Form von Gehörbildung, künstlerischem Unterricht etc.) für das Erkennen unterschiedlicher Lautstärke zwar förderlich sein konnte, jedoch nicht unbedingt ausschlaggebend waren (vgl. Abb. 26,Tab. 12).

11.3 Kategorie 3: Rhythmus

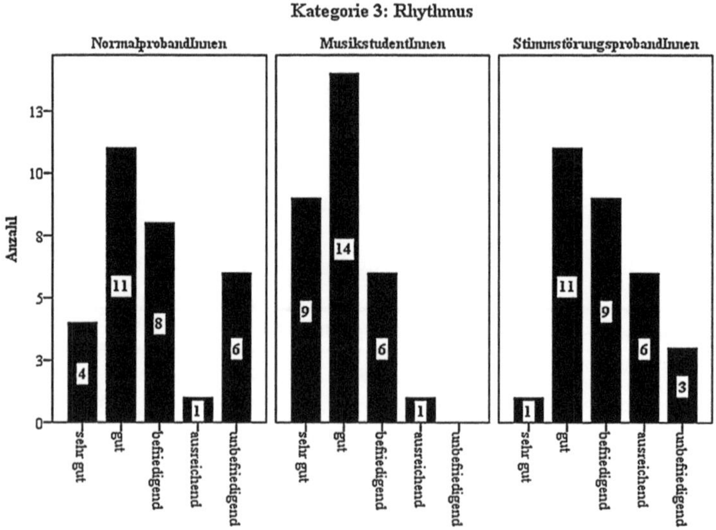

Abb. 27: Seashore-Test für musikalische Begabung – Rhythmus

Tab. 13: Seashore-Test für musikalische Begabung – Rhythmus

Gruppe	Kategorie 3: Rhythmus					gesamt
	sehr gut	gut	befriedigend	ausreichend	unbefriedigend	
Normalprobanden und -probandinnen	4	11	8	1	6	30
Musikstudenten und -studentinnen	9	14	6	1	0	30
Stimmstörungsprobanden und -probandinnen	1	11	9	6	3	30
gesamt	14	36	23	8	9	90

Im Rhythmustest wurden zwei aufeinander folgende rhythmische Sequenzen vorgespielt. Die Aufgabe bestand darin, zu entscheiden, ob die Sequenzen gleich waren oder sich unterschieden. Die Ergebnisse zeigten, dass die Gruppe der Musikstudenten und -studentinnen auch in dieser Kategorie bessere Noten erzielte als die anderen beiden Gruppen, welche sich in ihren Ergebnissen nicht wesentlich unterschieden. Somit wirkten sich vermutlich auch in diesem Test die musikalischen Fähigkeiten der Musikstudenten und -studentinnen vorteilhaft aus (vgl. Abb. 27, Tab. 13).

11.4 Kategorie 4: Tonlänge

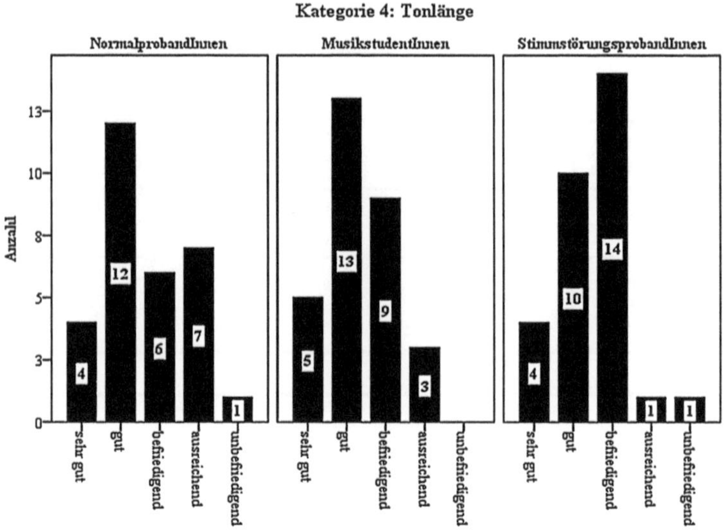

Abb. 28: Seashore-Test für musikalische Begabung – Tonlänge

Tab. 14: Seashore-Test für musikalische Begabung – Tonlänge

Gruppe	Kategorie 4: Tonlänge					gesamt
	sehr gut	gut	befriedigend	ausreichend	unbefriedi-gend	
Normalprobanden und -probandinnen	4	12	6	7	1	30
Musikstudenten und -studentinnen	5	13	9	3	0	30
Stimmstörungs-probanden und -probandinnen	4	10	14	1	1	30
gesamt	13	35	29	11	2	90

Beim Test der Tonlänge sollte entschieden werden, welcher der zwei vorgespielten Töne länger bzw. kürzer war. Auch in dieser Testkategorie hatten die Musikstudenten und -studentinnen die besseren Ergebnisse. Da ähnlich wie in der Kategorie Lautstärke sowohl die Mehrheit der Kontrollgruppe mit 40 % als auch die Mehrheit der Stimmstörungsgruppe mit 46,7 % überwiegend gute Ergebnisse erzielte, wird auch in dieser Kategorie davon ausgegangen, dass musikalische Kenntnisse und Fähigkeiten (in Form von Gehörbildung, künstlerischem Unterricht etc.) für das Erkennen unterschiedlicher Lautstärke zwar förderlich sein konnte, jedoch vermutlich nicht ausschlaggebend waren (vgl. Abb. 28, Tab. 14). Daraus ist zu schließen, dass das Unterscheiden verschiedener Tonlängen nicht unbedingt besondere musikalische Fähigkeiten erfordert.

11.5 Kategorie 5: Klangfarbe

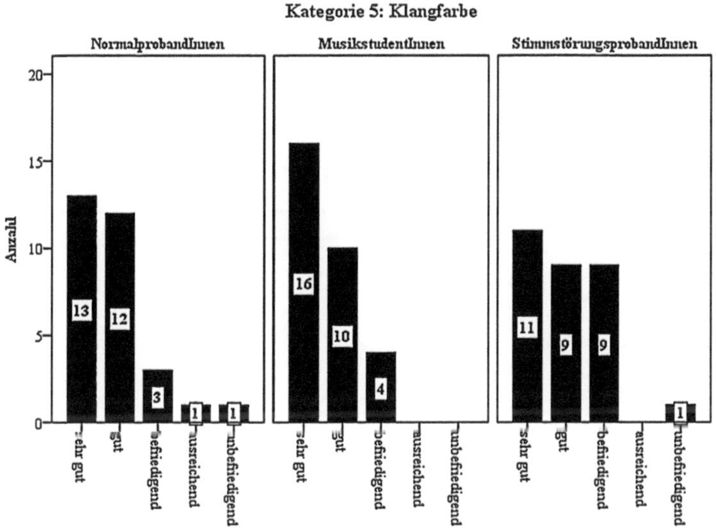

Abb. 29: Seashore-Test für musikalische Begabung – Klangfarbe

Der Klangfarbentest prüfte bei den Probanden und Probandinnen das Unterscheidungsvermögen von Tönen unterschiedlicher Klangqualität. Die Auswertung zeigte, dass die meisten Musikstudenten und -studentinnen den Test mit der Note *sehr gut* (53,3%) und *gut* (33,3%) bestanden haben. Es wurden in dieser Gruppe keine schlechteren Noten als *befriedigend* erreicht, wobei auch diese Note nur einen geringen Prozentsatz (13,3%) betraf. Somit haben auch in dieser Testkategorie die Musikstudenten und -studentinnen die besseren Ergebnisse erzielt. Dies ist ebenso auf die musikalische Ausbildung des Musikstudiums zurückzuführen. Dennoch fällt ähnlich wie in der Testkategorie *Tonlänge* auf, dass auch in den Gruppen der Normalprobanden und -probandinnen und der Stimmstörungsprobanden und -probandinnen überwiegend *sehr gute* (43,3%, 36,7%) und *gute* (40%, 30%) Ergebnisse erreicht wurden, wobei die Kontrollgruppe besser abschnitt als die Stimmstörungsgruppe (vgl. Abb. 29, Tab. 15).

Tab. 15: Seashore-Test für musikalische Begabung – Klangfarbe

Gruppe	**Kategorie 5: Klangfarbe**					gesamt
	sehr gut	gut	befriedigend	ausreichend	unbefriedigend	
Normalprobanden und -probandinnen	13	12	3	1	1	30
Musikstudenten und -studentinnen	16	10	4	0	0	30
Stimmstörungsprobanden und -probandinnen	11	9	9	1	0	30
gesamt	40	31	16	2	1	90

11.6 Kategorie 6: Gedächtnis für Tonfolgen

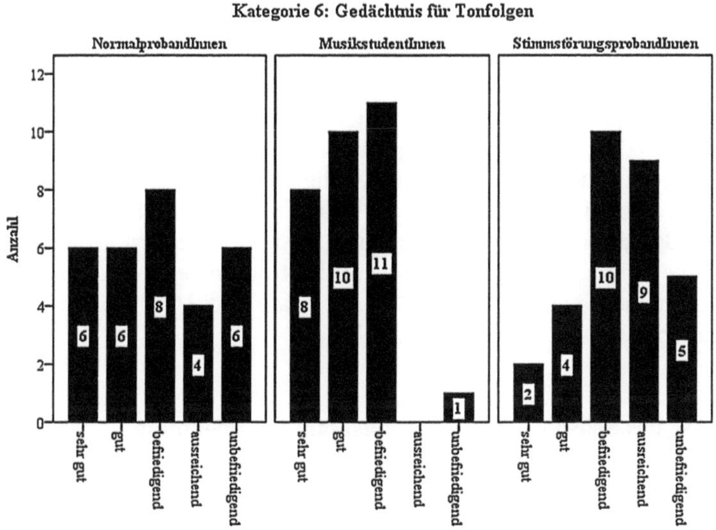

Abb. 30: Seashore-Test für musikalische Begabung - Gedächtnis für Tonfolgen

Tab. 16: Seashore-Test für musikalische Begabung - Gedächtnis für Tonfolgen

Gruppe	**Kategorie 6: Gedächtnis für Tonfolgen**					gesamt
	Sehr gut	Gut	Befrie-digend	Aus-reichend	Unbefrie-digend	
Normalprobanden und -probandinnen	6	6	8	4	6	30
Musikstudenten und -studentinnen	8	10	11	0	1	30
Stimmstörungspro-banden und -probandinnen	2	4	10	9	5	30
gesamt	16	20	29	13	12	90

Der Gedächtnistest für Tonfolgen prüfte die Merkfähigkeit von Abfolgen unterschiedlicher Töne, welche ohne musikalischen Bezug aufeinander abgespielt wurden. Aufgabe war es, bei der vorgespielten Wiederholung der jeweiligen Tonfolgen die Veränderung eines Tones zu erkennen. In dieser Kategorie erzielten die Musikstudenten und -studentinnen ein deutlich besseres Ergebnis als die beiden anderen Gruppen. Somit war vermutlich beim Lösen dieser Aufgabe die musikalische Vorbildung ein wesentlicher Vorteil. Es fiel dennoch auf, dass 3,3 Prozent der Musikstudenten und -studentinnen die Note *unbefriedigend* erreichte, was aufgrund der musikalischen Bildung im Rahmen des Studiums nicht erwartet wurde. Bei den Normalprobanden und -probandinnen erreichten 13,3 Prozent die Note *ausreichend* und 20 Prozent die Note *unbefriedigend.* In der Stimmstörungsgruppe lagen 30 Prozent *ausreichende* und 16,7 Prozent *unbefriedigende* Ergebnisse vor (vgl. Abb. 30, Tab. 16).

11.7 Ergebnisse des Seashore-Tests für musikalische Begabung (insgesamt)

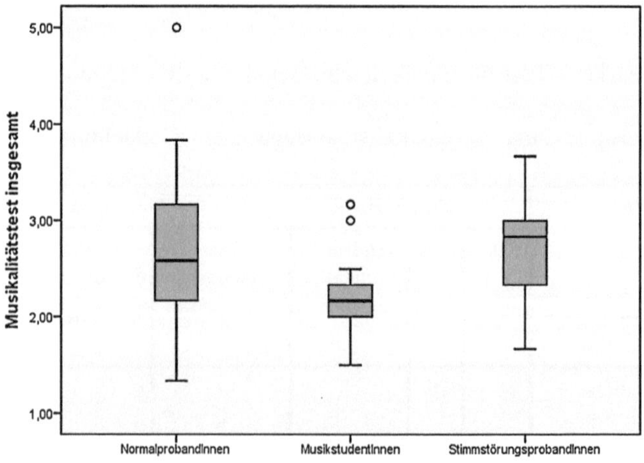

Abb. 31a: Seashore-Test für musikalische Begabung (insgesamt) – Mediane (Gruppen)

Tab. 17a: Seashore-Test für musikalische Begabung (insgesamt) – Perzentile (Gruppen)

	Gruppe	Perzentile		
		25	50	75
Musikalitätstest (insgesamt)	**Normalprobanden und -probandinnen**	2,17	2,58	3,17
	Musikstudenten und -studentinnen	2,00	2,17	2,33
	Stimmstörungsprobanden und -probandinnen	2,33	2,83	3,00

Die Ergebnisse der Probandengruppen zeigen, dass der Median der Musikstudenten und -studentinnen bei 2,17 liegt und die meisten Probanden und Probandinnen einen Notendurchschnitt zwischen 2 und 2,33 erreichten. Bei den Normalprobanden und -probandinnen liegt der Median bei 2,58. In dieser Gruppe erreichten die meisten Probanden und Probandinnen eine Note zwischen 2,17 und 3,17. Demnach ist dieser Bereich größer als bei den Musikstudenten und -studentinnen. Die Stimmstörungsprobanden und -probandinnen haben einen Median von 2,83. Sie lagen überwiegend im Notenbereich zwischen 2,33 und 3 (vgl. Abb. 31a, Tab. 17a).

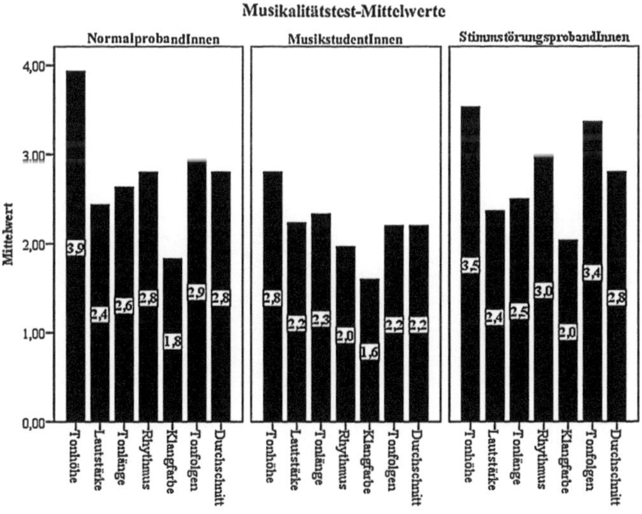

Abb. 31b: Seashore-Test für musikalische Begabung (insgesamt) – Mittelwerte

Insgesamt erhielten die Musikstudenten und -studentinnen in jeder Testkategorie ein besseres Testergebnis als die Probanden und Probandinnen der beiden anderen Gruppen und erreichten somit einen Notendurchschnitt von 2,2. Die Gruppen der Normalprobanden und -probandinnen und der Stimmstörungsprobanden und -probandinnen kamen jeweils auf den Notendurchschnitt von 2,8 (vgl. Abb. 31b).

Das durchschnittliche Testergebnis aller Probanden und Probandinnen liegt bei dem Mittelwert von 2,58 (vgl. Abb. 31b und dem Median von 2,5 (vgl. Abb. 31c, Tab. 17b).

Tab. 17b: Seashore-Test für musikalische Begabung (insgesamt) – Mittelwert

Musikalitätstest insgesamt						
Mittelwert	Standard-abweichung	Minimum	Maximum	**Perzentile**		
				25	**50**	**75**
2,58	,65	1,33	5,00	2,17	2,50	3,00

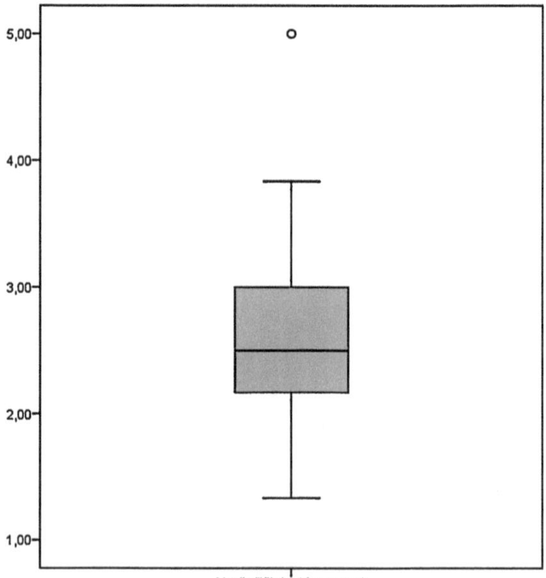

Abb. 31c: Seashore-Test für musikalische Begabung (insgesamt) – Median

Fazit:
Insgesamt konnten die auditiven Fähigkeiten der Musikalität durch diesen Test gemessen und damit nachgewiesen werden. Die Gruppe der Musikstudenten und -studentinnen erzielte die besten Ergebnisse. Demnach kann die Hypothese, dass die Musikstudenten und -studentinnen ein insgesamt besseres Ergebnis im Seashore-Test für musikalische Begabung erreichen würden, bestätigt werden. Inwieweit musikalische Erfahrungen und Fähigkeiten einen Vorteil für den funktionellen Nachvollzug der physiologischen Gesangsstimme bilden, wird im Verlauf der vorliegenden Arbeit untersucht und dargestellt.

12. Auswertung der auditiven Datenanalyse

Um die Stimmgebung der Vorher- und Nachher-Aufnahmen der Testpersonen vergleichen zu können, wurde eine auditive Beurteilung durchgeführt. Zur Beschreibung des auditiven Eindrucks wurde das RBH-System-plus nach Anders (vgl. Anders 2000, 21-28) verwendet. Dieses hat die Beurteilung der Heiserkeit, welche sich durch einen gering bis stark behauchten und rauen Stimmklang äußern kann, als Schwerpunkt. Behauchtheit äußert sich durch „unmodulierte Turbulenzgeräusche bei unvollständigem Glottisschluss während der Phonation [...] bei gleichzeitigem Fehlen der Stimmlippenvibration im Luftstrom" (Nawka / Wirth 2008, 158). Rauigkeit entsteht durch unregelmäßige aufeinander folgende Perioden der Stimmlippenschwingungen mit irregulären Grundfrequenzschwankungen (vgl. ebd.). Die auditive Stimmbeurteilung der Probanden und Probandinnen erfolgte über sieben Stimmbeurteilerinnen, welche unter 15 Stimmbeurteiler und Stimmbeurteilerinnen ermittelt wurden. Die Auswertung der vorliegenden Stimmaufnahmen erforderten ein kompetentes und langjähriges routiniertes Hör- und Beurteilungsvermögen von Stimmen und sollte somit durch Personen entsprechender Berufsgruppen erfolgen.

Aufgrund der umfangreichen Datenmenge wurde zunächst eine Stichproben-CD mit 15 Stimmaufnahmen aller Kategorien (alle Probandengruppen, Vorher-Nachher-Aufnahmen, Spontansprache, Text und Lied) erstellt. Diese wurde jeweils von 15 Stimmbeurteiler und Stimmbeurteilerinnen ausgewertet. Die Stimmbeurteilergruppe für die Stichprobenauswertung bestand aus folgenden Personen, die in Berufen arbeiteten, welche einen professionellen Umgang mit Stimmbewertung erforderten:

- sieben *Logopädinnen*, die in unterschiedlichen Praxen für Logopädie in Kassel und Umgebung tätig sind.
- eine *Logopädin und Sängerin*, welche eine Praxis für Logopädie leitet.
- drei *Gesangspädagoginnen*, von denen zwei jeweils privat in Kassel und Halle / Saale unterrichten und eine als Lehrkraft an der MLU Halle-Wittenberg tätig ist.
- ein *Sänger*, welcher u.a. an der MLU Halle-Wittenberg als Lehrkraft unterrichtet.
- eine *HNO-Ärztin*, welche über eine umfangreiche und qualitativ hochwertige musikalische Vorbildung verfügt, in der Logopädenschule Kassel unterrichtet und in einer Gemeinschaftspraxis in Kassel arbeitet.
- ein *Pianist*, welcher u.a. an der Universität Kassel als Lehrkraft tätig ist.
- ein *Solo-Repetitor*, welcher am Theater Kassel künstlerisch tätig ist.

Unter diesen Stimmauswertern und -auswerterinnen wurden ähnlich beurteilende Gruppen ermittelt. Dies erfolgte mit Hilfe einer hierarchischen Cluster-Analyse, welche anhand vorgegebener Variablen Gruppen von Fällen ähnlicher Variablenausprägungen ermittelt (vgl. Bühl 2010, 593). Als Variablen dienten die signifikanten Ergebnisse der auditiven Merkmale aus der vorangegangenen Pilotstudie (vgl. Nespital 2008). Dabei kristallisierten sich zwei größere Gruppen ähnlicher Beurteiler und Beurteilerinnen heraus. Eine Gruppe bestand aus vier Beurteilern und Beurteilerinnen der musikalisch künstlerischen Berufe und der HNO-Ärztin. Die andere Gruppe bestand aus sieben Logopädinnen, welche in Kassel tätig waren. Die übrigen Bewerter und Bewerterinnen konnten sowohl der einen als auch der anderen Gruppe bzw. keiner Gruppe zugeordnet werden und wurden folglich aus dem Raster herausgenommen. Insgesamt wurde die größere Gruppe, nämlich die der sieben Logopädinnen ausgewählt. Unter diesen wurde die gesamte Datenmenge, welche aus 540 Aufnahmen bestand, aufgeteilt. Die jeweiligen Aufnahmen wurden nach Probanden und Probandinnen sortiert, jedoch in zufällig gewählter Reihenfolge auf sieben CDs gebrannt, so dass die Stimmbeurteilerinnen darüber im Unklaren gelassen wurden, welche Aufnahme vor bzw. nach dem Einfluss der physiologischen Gesangsstimme entstanden war.

Für die Berechnung der Variablen der auditiven Datenanalyse wurde bei normalverteilten Stichproben der t-Test bei gepaarten Stichproben durchgeführt. Bei nicht-normalverteilten Stichproben wurde der Wilcoxon-Test verwendet.
Im Folgenden werden ausschließlich die signifikanten und tendenziellen Ergebnisse der Merkmale des „RBH-plus“-Systems nach Anders (vgl. Anders 2000, 21-28) dargestellt.

12.1 Auditive Stimmbeurteilung nach „RBH-plus“

Für die Auswertung der Stimmaufnahmen der Probanden und Probandinnen wurde das Beurteilungsschema *Auditive Stimmbeurteilung („RBH-plus“)* nach Anders (vgl. Anders 2000, 21-28) verwendet, da es das ursprüngliche „RBH-System“ (vgl. Wendler / Seidner 1977, 133f.; Nawka/Anders 1996), welches ausschließlich zur Bewertung der *Heiserkeit* diente, um weitere relevante Stimmmerkmale erweitert. So enthält das Beurteilungsschema „RBH-plus“ nicht nur das Merkmal *Heiserkeit*, sondern beispielsweise auch das Merkmal *Gespanntheit*, welche, ebenso wie das Merkmal *Behauchtheit*, bei allen Stimmstörungen Normabweichungen enthalten kann. „Als Zusatzbeschreibungen erschienen *Knarren* und *Kippeln* (als Ausdruck von Instabilität, pathologischen Schwankungen der Grundtonhöhe der Stimme), *Diplophonie* und *aphonische Einschübe* (kurzzeitiges Aussetzen des Klanggenerators) als wesentlich“ (Anders 2000, 24f, kursiv im Original). Ebenso wurden die *Stimmein- und -absätze*, welche *gepresst, behaucht* und *knarrend* sein konnten, sowie der *elidierte Glottisschlageinsatz*, welcher bei organischen Stimmstörungen wie Stimmlippenparesen auftreten kann, im Beurteilungsschema „RBH-plus“ aufgelistet. Zusätzlich wurde sowohl das Merkmal *falsches Register*, welches mit der Häufigkeit seines Auftretens beurteilt wurde, als auch das Merkmal *MSL* (Mittlere Sprechstimmlage) aufgeführt. Bei den Merkmalen *Nasalität* und *Gespanntheit* wurde die Quantität, demnach ein Zuviel oder Zuwenig beurteilt. Als weiteres Merkmal wurde die *Klangfülle* aufgeführt. Die Beurteilungskriterien *etwas zu groß* und *zu groß* wurden nicht verwendet, „da sie fälschlich eine unerwünschte Klangqualität suggerieren“ (ebd., 25).

Für die vorliegende Untersuchung wurde das Beurteilungsschema „RBH-plus“ um das Merkmal des *allgemeinen Eindrucks der sprecherischen bzw. sängerischen Qualität* erweitert und auf einer Skala von 1 (*sehr schlecht*) bis 10 (*sehr gut*) beurteilt. Dies erfolgte für den Fall, dass zwar keine Veränderungen von stimmlichen Parametern feststellbar waren, dennoch aber eine subjektiv eingeschätzte allgemeine Veränderung der stimmlichen Qualität auffallen würde.

12.2 Auditive Auswertung bei allen Gruppen

12.2.1 Raugigkeit (Spontansprache)

Die auditive Stimmbeurteilung hinsichtlich der Rauigkeit in der Spontansprache ergab im Wilcoxon-Test einen signifikanten Unterschied (p=0,032) zwischen den Vorher- und Nachher-Aufnahmen bei insgesamt allen Probanden und Probandinnen. Dabei zeigte sich, dass besonders die Musikstudenten und Musikstudentinnen betroffen waren. Das Merkmal wurde auf der Skala von 0 (nicht) bis 3 (stark) bewertet (vgl. Abb. 32, Tab. 18).

Das Ergebnis entspricht nicht der hypothetischen Annahme, dass sich die Stimmgebung der Probanden und Probandinnen nach dem Einfluss der physiologischen Gesangsstimme verbessern würde.

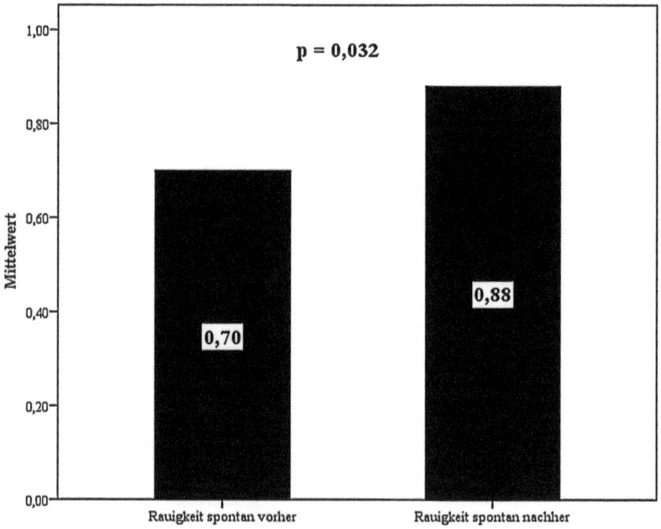

Abb. 32: Auditive Analyse: Rauigkeit (spontan)

Tab. 18: Mittelwerte / Wilcoxon-Test - Rauigkeit (spontan)

Deskriptive Statistiken: Mittelwerte

	N	**Mittelwert**
Rauigkeit spontan vorher	90	,70
Rauigkeit spontan nachher	90	,88

Wilcoxon-Test
Ränge

		N	Mittlerer Rang	Rang-summe
Rauigkeit spontan nachher Rauigkeit spontan vorher	Negative Ränge	13[d]	17,96	233,50
	Positive Ränge	25[e]	20,30	507,50
	Bindungen	52[f]		
	gesamt	90		

d. Rauigkeit spontan nachher < Rauigkeit spontan vorher
e. Rauigkeit spontan nachher > Rauigkeit spontan vorher
f. Rauigkeit spontan nachher = Rauigkeit spontan vorher

Statistik für Test[c]

	Rauigkeit spontan nachher – Rauigkeit spontan vorher
Z	-2,148[b]
Asymptotische Signifikanz (2-seitig)	,032

b. basiert auf negativen Rängen.
c. Wilcoxon-Test

12.2.2 Heiserkeit (Text)

Beim Merkmal *Heiserkeit* wurde eine signifikante Abnahme (p=0,033) bei den Nachher-Aufnahmen des Textes festgestellt (vgl. Abb. 33, Tab. 19). Das bedeutet, dass eine Stimmverbesserung in Bezug auf die Heiserkeit stattgefunden hat. Somit hat vermutlich der funktionelle Nachvollzug der physiologischen Gesangsstimme bei den Probanden und Probandinnen aller Gruppen insgesamt stattgefunden. Das Merkmal wurde auf einer Skala von 0 (nicht) bis 3 (stark) beurteilt.

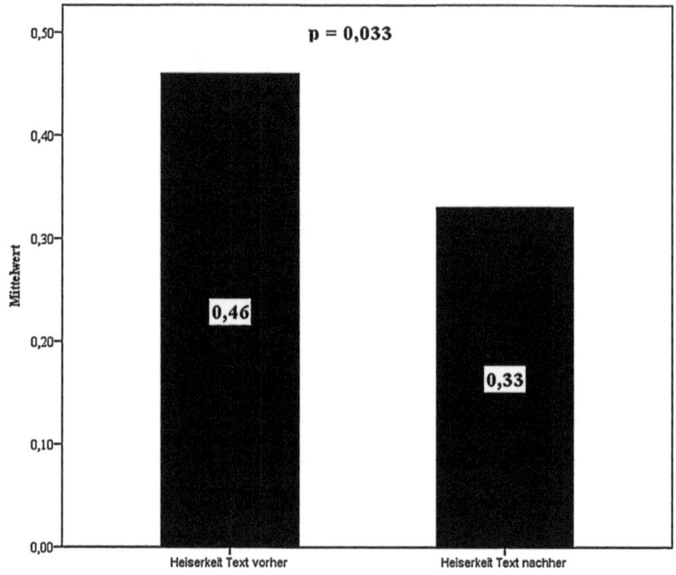

Abb. 33: Auditive Analyse - Heiserkeit (Text)

Tab. 19: Mittelwerte / Wilcoxon-Test - Heiserkeit (Text)

Deskriptive Statistiken: Mittelwerte

	N	**Mittelwert**
Heiserkeit Text vorher	90	,46
Heiserkeit Text nachher	90	,33

Wilcoxon-Test
Ränge

		N	Mittlerer Rang	Rang-summe
Heiserkeit Text nachher Heiserkeit Text vorher	Negative Ränge	18[a]	13,00	234,00
	Positive Ränge	7[b]	13,00	91,00
	Bindungen	65[c]		
	gesamt	90		

a. Heiserkeit Text nachher < Heiserkeit Text vorher
b. Heiserkeit Text nachher > Heiserkeit Text vorher
c. Heiserkeit Text nachher = Heiserkeit Text vorher

Statistik für Test[b]

	Heiserkeit Text nachher – Heiserkeit Text vorher
Z	-2,129[a]
Asymptotische Signifikanz (2-seitig)	,033

a. Basiert auf positiven Rängen.
b. Wilcoxon-Test

12.2.3 Behauchtheit (Lied)

Die Behauchtheit im Lied hat sich mit einer Signifikanz von p=0,048 nach dem Einfluss der physiologischen Gesangsstimme verringert (vgl. Abb. 34, Tab. 20). Auch hier lässt sich schlussfolgern, dass das Nachempfinden der physiologischen Gesangsstimme einen positiven Effekt auf die Stimmgebung der Probanden und Probandinnen im Lied hatte. Das Merkmal wurde auf einer Skala von 0 (nicht) bis 3 (stark) beurteilt.

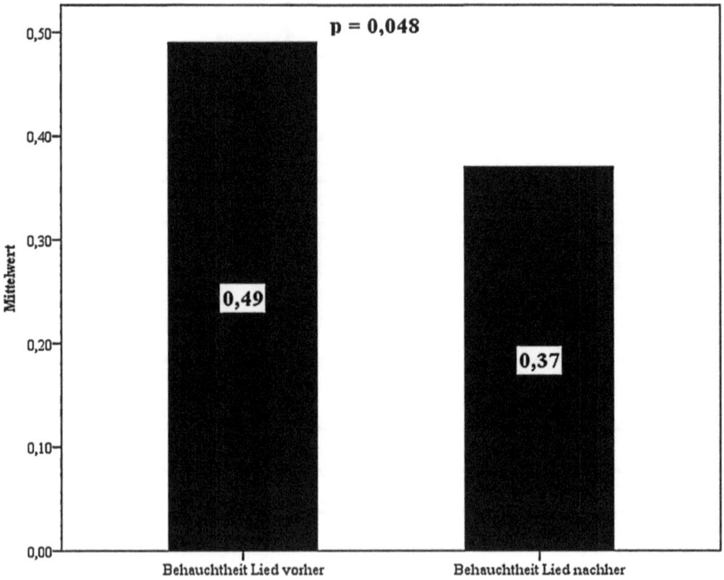

Abb. 34: Auditive Analyse -Behauchtheit (Lied)

Tab. 20: Mittelwerte / Wilcoxon-Test - Behauchtheit (Lied)

Deskriptive Statistiken: Mittelwerte

	N	Mittelwert
Behauchtheit Lied vorher	90	,49
Behauchtheit Lied nachher	90	,37

Wilcoxon-Test
Ränge

		N	Mittlerer Rang	Rang-summe
Behauchtheit Lied nachher Behauchtheit Lied vorher	Negative Ränge	20[a]	14,00	280,00
	Positive Ränge	8[b]	15,75	126,00
	Bindungen	62[c]		
	gesamt	90		

a. Behauchtheit Lied nachher < Behauchtheit Lied vorher
b. Behauchtheit Lied nachher > Behauchtheit Lied vorher
c. Behauchtheit Lied nachher = Behauchtheit Lied vorher

Statistik für Test[b]

	Behauchtheit Lied nachher – Behauchtheit Lied vorher
Z	-1,976[a]
Asymptotische Signifikanz (2-seitig)	,048

a. Basiert auf positiven Rängen.
b. Wilcoxon-Test

12.2.4 Elidierte Einsätze (Lied)

Bei den Nachher-Aufnahmen aller Probanden und Probandinnen ist eine signifikante Zunahme (p=0,046) der elidierten Stimmeinsätze im Lied berechnet worden (vgl. Abb. 35, Tab. 21). Das lässt einen erfolgten funktionellen Nachvollzug der physiologischen Gesangsstimme vermuten. Durch die erfolgte Entspannung der Stimmgebung und den damit einhergehenden weichen Stimmeinsatz können sich folglich die elidierten Stimmeinsätze gehäuft haben. Dass dies gerade im Lied festzustellen war, liegt vermutlich darin begründet, dass sich eine weiche Stimmgebung gerade beim Singen durch plötzliche elidierte Stimmeinsätze auszeichnen kann. Das Merkmal wurde auf einer Skala von 0 (nicht) bis 3 (häufig) beurteilt.

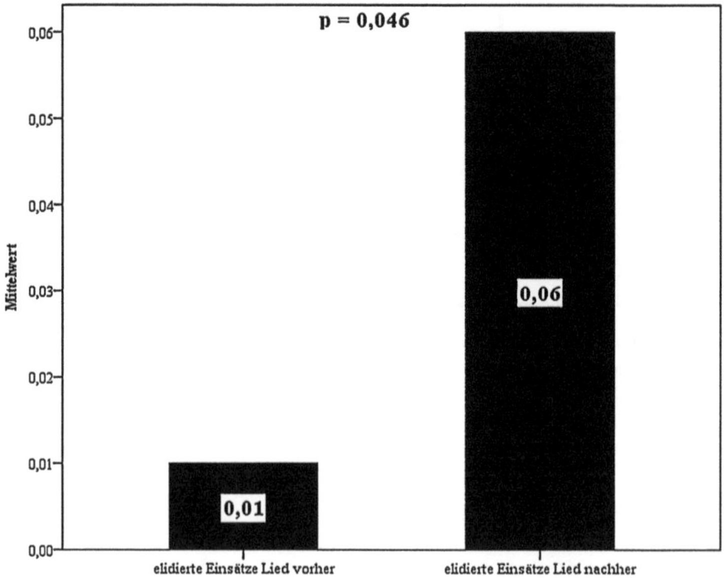

Abb. 35: Auditive Analyse -Elidierte Einsätze (Lied)

Tab. 21: Mittelwerte / Wilcoxon-Test - Elidierte Einsätze (Lied)

Deskriptive Statistiken: Mittelwerte

	N	Mittelwert
elidierte Eins. Lied vorher	90	,01
elidierte Eins. Lied nachher	90	,06

Wilcoxon-Test
Ränge

		N	Mittlerer Rang	Rang-summe
elidierte Eins. Lied nachher elidierte Eins. Lied vorher	Negative Ränge	0[a]	,00	,00
	Positive Ränge	4[b]	2,50	10,00
	Bindungen	86[c]		
	gesamt	90		

a. elidierte Eins. Lied nachher < elidierte Eins. Lied vorher
b. elidierte Eins. Lied nachher > elidierte Eins. Lied vorher
c. elidierte Eins. Lied nachher = elidierte Eins. Lied vorher

Statistik für Test[b]

	elidierte Eins. Lied nachher – elidierte Eins. Lied vorher
Z	-2,000[a]
Asymptotische Signifikanz (2-seitig)	,046

a. Basiert auf negativen Rängen.
b. Wilcoxon-Test

12.2.5 Diplophonie (Lied)

Bei wenigen Probanden und Probandinnen wurde eine leichte Diplophonie in der Stimme festgestellt. Das wurde in dieser Form nicht erwartet, da dieses Merkmal generell nur bei sehr wenigen Stimmstörungsformen (z.B. der spasmodischen Dysphonie) auftritt und bei funktionellen Stimmstörungen eigentlich nicht auftreten sollte. Eine erneute Hörkontrolle durch die Verfasserin der vorliegenden Arbeit ließ vermuten, dass bei einigen Stimmbeurteiler und Stimmbeurteilerinnen möglicherweise ein divergentes Begriffsverständnis auftrat und das Merkmal *Diplophonie* somit fehl interpretiert wurde. Während sich die Diplophonie im Text bei den Probanden und Probandinnen insgesamt verringert hat (vgl. Abb. 36), war im Lied eine signifikante Zunahme (p=0,046) erkennbar (vgl. Abb. 37, Tab. 22), welche hauptsächlich bei der Stimmstörungsgruppe zu finden war. Das Merkmal wurde auf einer Skala von 0 (nicht) bis 3 (stark) beurteilt.

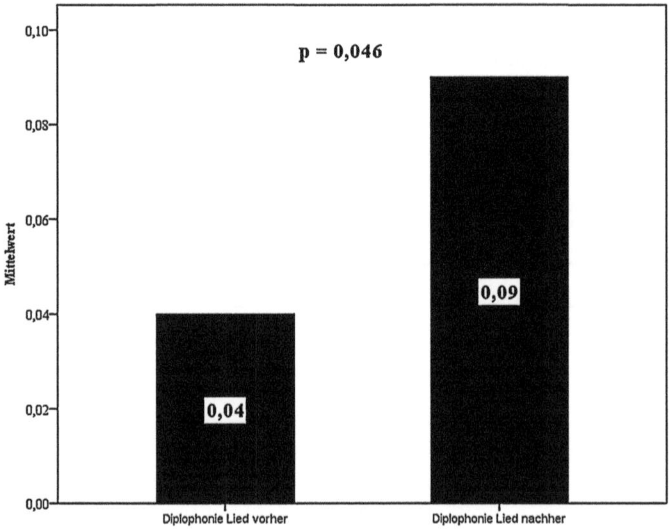

Abb. 36 : Auditive Analyse - Diplophonie (Lied)

Tab. 22: Mittelwerte / Wilcoxon-Test - Diplophonie (Lied)

Deskriptive Statistiken: Mittelwerte

	N	**Mittelwert**
Diplophonie Lied vorher	90	,04
Diplophonie Lied nachher	90	,09

Wilcoxon-Test
Ränge

		N	Mittlerer Rang	Rangsumme
Diplophonie Lied nachher Diplophonie Lied vorher	Negative Ränge	0[a]	,00	,00
	Positive Ränge	4[b]	2,50	10,00
	Bindungen	86[c]		
	gesamt	90		

a. Diplophonie Lied nachher < Diplophonie Lied vorher
b. Diplophonie Lied nachher > Diplophonie Lied vorher
c. Diplophonie Lied nachher = Diplophonie Lied vorher

Statistik für Test[b]

	Diplophonie Lied nachher – Diplophonie Lied vorher
Z	-2,000[a]
Asymptotische Signifikanz (2-seitig)	,046

a. Basiert auf negativen Rängen.
b. Wilcoxon-Test

12.2.6 Diplophonie (Text)

Bei den Probanden und Probandinnen, welche das Merkmal *Diplophonie* aufwiesen, verringerte sich diese bei den Nachher-Aufnahmen des Textlesens mit einer Tendenz von p=0,059 (vgl. Abb. 37, Tab. 23). Das Merkmal wurde auf einer Skala von 0 (nicht) bis 3 (stark) beurteilt.

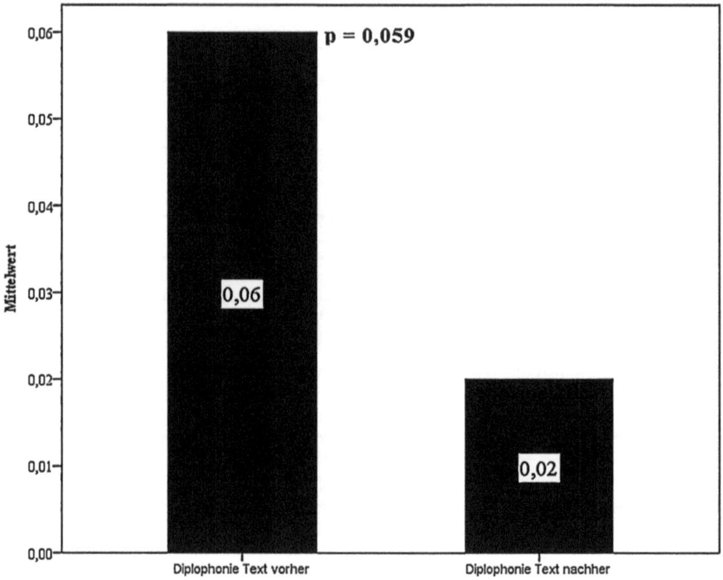

Abb. 37 : Auditive Analyse - Diplophonie (Text)

Tab. 23: Mittelwerte / Wilcoxon-Test - Diplophonie (Text)

Deskriptive Statistiken: Mittelwerte

	N	**Mittelwert**
Diplophonie Text vorher	90	,06
Diplophonie Text nachher	90	,02

Wilcoxon-Test
Ränge

		N	Mittlerer Rang	Rangsumme
Diplophonie Text nachher Diplophonie Text vorher	Negative Ränge	4[a]	2,50	10,00
	Positive Ränge	0[b]	,00	,00
	Bindungen	86[c]		
	gesamt	90		

a. Diplophonie Text nachher < Diplophonie Text vorher
b. Diplophonie Text nachher > Diplophonie Text vorher
c. Diplophonie Text nachher = Diplophonie Text vorher

Statistik für Test[b]

	Diplophonie Text nachher – Diplophonie Text vorher
Z	-1,890[a]
Asymptotische Signifikanz (2-seitig)	,059

a. Basiert auf positiven Rängen.
b. Wilcoxon-Test

12.2.7 Behauchte Absätze (Lied)

Die Zahl des Merkmals *behauchte Absätze* stieg bei den Probanden und Probandinnen aller Gruppen nach dem Einfluss der physiologischen Gesangsstimme mit einer Tendenz von p=0,071 an (vgl. Abb. 38, Tab. 24). Dies spricht für einen erfolgten funktionellen Nachvollzug der weichen Stimmgebung der physiologischen Tenorstimme im Sinne einer Entspannung der Artikulationsorgane bei den Probanden und Probandinnen. Das kann gerade für Patienten und Patientinnen mit einer hyperfunktionellen Stimmstörung von Vorteil sein, da zunächst vermutlich eine kurzzeitige Hypofunktion des Kehlkopfs ausgelöst wurde, was sich u.a. durch eine behauchte Stimmgebung zeigte. Das Merkmal wurde auf einer Skala von 0 (nicht) bis 3 (häufig) beurteilt.

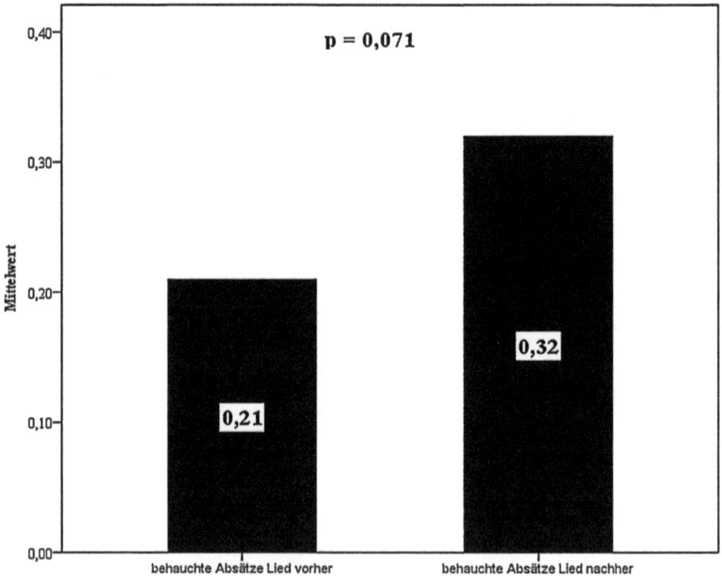

Abb. 38: Auditive Analyse - Behauchte Absätze (Lied)

Tab. 24: Mittelwerte / Wilcoxon-Test - Behauchte Absätze (Lied)

Deskriptive Statistiken: Mittelwerte

	N	**Mittelwert**
behauchte Abs. Lied vorher	90	,21
behauchte Abs. Lied nachher	90	,32

Wilcoxon-Test
Ränge

		N	Mittlerer Rang	Rangsumme
behauchte Abs. Lied nachher behauchte Abs. Lied vorher	Negative Ränge	6[a]	11,25	67,50
	Positive Ränge	15[b]	10,90	163,50
	Bindungen	69[c]		
	gesamt	90		

a. behauchte Abs. Lied nachher < behauchte Abs. Lied vorher
b. behauchte Abs. Lied nachher > behauchte Abs. Lied vorher
c. behauchte Abs. Lied nachher = behauchte Abs. Lied vorher

Statistik für Test[b]

	behauchte Abs. Lied nachher – behauchte Abs. Lied vorher
Z	-1,806[a]
Asymptotische Signifikanz (2-seitig)	,071

a. Basiert auf negativen Rängen.
b. Wilcoxon-Test

12.2.8 Allgemeiner sängerischer Eindruck (Lied)

Der allgemeine sängerische und sprecherische Eindruck der Stimmbeurteilerinnen von den Probandenstimmen im Lied wies eine signifikante (p=0,01) Verbesserung auf (vgl. Abb. 39, Tab. 25). Dieses Ergebnis kann auf einen positiven Einfluss der physiologischen Gesangsstimme zurückgeführt werden. Das Merkmal wurde auf einer Skala von 1 (sehr schlecht) bis 10 (sehr gut) beurteilt.

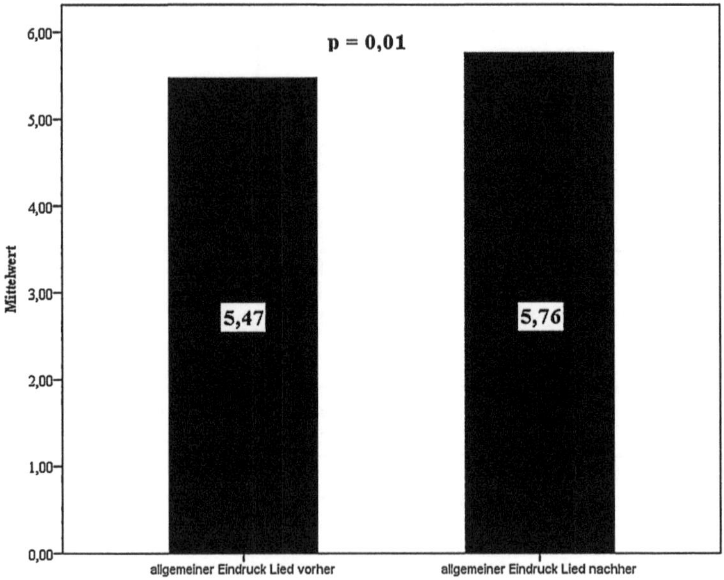

Abb. 39: Auditive Analyse - Allgemeiner Eindruck (Lied)

Tab. 25: Mittelwerte / Wilcoxon-Test - Allgemeiner Eindruck (Lied)

Deskriptive Statistiken: Mittelwerte

	N	**Mittelwert**
allg. Eindruck Lied vorher	90	5,47
allg. Eindruck Lied nachher	90	5,76

Wilcoxon-Test

Ränge

		N	Mittlerer Rang	Rangsumme
allg. Eindruck Lied nachher allg. Eindruck Lied vorher	Negative Ränge	20[a]	24,08	481,50
	Positive Ränge	35[b]	30,24	1058,50
	Bindungen	35[c]		
	gesamt	90		

a. allg. Eindruck Lied nachher < allg. Eindruck Lied vorher

b. allg. Eindruck Lied nachher > allg. Eindruck Lied vorher

c. allg. Eindruck Lied nachher = allg. Eindruck Lied vorher

Statistik für Test[b]

	allg. Eindruck Lied nachher – allg. Eindruck Lied vorher
Z	-2,563[a]
Asymptotische Signifikanz (2-seitig)	,010

a. Basiert auf negativen Rängen.

b. Wilcoxon-Test

12.3 Auditive Auswertung der Normalprobanden und -probandinnen

12.3.1 Heiserkeit (Spontansprache)

Bei den Normalprobanden und -probandinnen wurde eine signifikante Verbesserung (p=0,034) der Heiserkeit in der Spontansprache festgestellt (vgl. Abb. 40, Tab. 26), was ein weiterer Hinweis des erfolgten funktionellen Nachvollzugs der physiologischen Gesangsstimme ist und eine positive Stimmmveränderung bedeutet. Das Merkmal wurde auf einer Skala von 0 (nicht) bis 3 (stark) beurteilt.

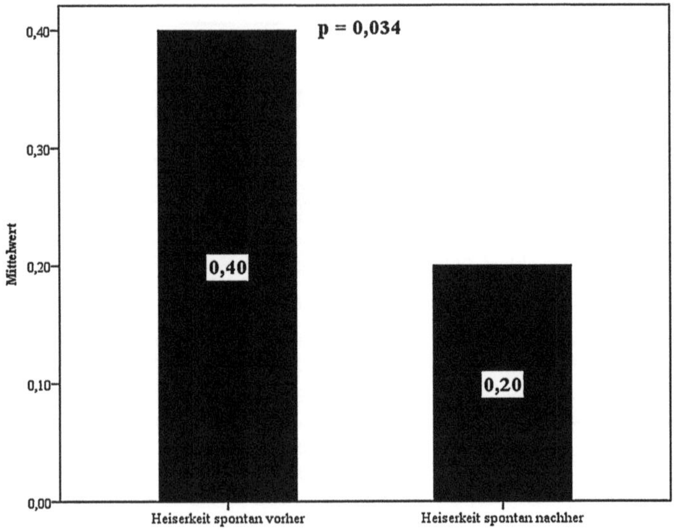

Abb. 40: Auditive Analyse - Heiserkeit (spontan), Normalprobanden und –probandinnen

Tab. 26: Mittelwerte / Wilcoxon-Test - Heiserkeit (spontan), Normalprobanden und –probandinnen

Deskriptive Statistiken: Mittelwerte

	N	**Mittelwert**
Heiserkeit spontan vorher	30	,40
Heiserkeit spontan nachher	30	,2000

Wilcoxon-Test

Ränge

		N	Mittlerer Rang	Rangsumme
Heiserkeit spontan nachher Heiserkeit spontan vorher	Negative Ränge	5[a]	3,00	15,00
	Positive Ränge	0[b]	,00	,00
	Bindungen	25[c]		
	gesamt	30		

a. Heiserkeit spontan nachher < Heiserkeit spontan vorher

b. Heiserkeit spontan nachher > Heiserkeit spontan vorher

c. Heiserkeit spontan nachher = Heiserkeit spontan vorher

Statistik für Test[b]

	Heiserkeit spontan nachher – Heiserkeit spontan vorher
Z	-2,121[a]
Asymptotische Signifikanz (2-seitig)	,034

a. Basiert auf positiven Rängen.

b. Wilcoxon-Test

12.3.2 Falsches Register (Spontansprache)

Eine Abnahme des Merkmals *Falsches Register* wurde bei den Nachher-Aufnahmen der Normalprobanden und -probandinnen in der Spontansprache mit einer Tendenz von p=0,083 festgestellt. Dieses Merkmal tritt normalerweise lediglich bei gravierenden Stimmstörungen wie Mutationsstimmstörungen auf und lässt vermuten, dass die Stimmbeurteiler und Stimmbeurteilerinnen eher eine kopfige überhöhte Stimmgebung gemeint haben könnten. Diese Annahme würde auch mit den Beurteilungen des Merkmals *MSL (Mittlere Sprechstimmlage)* korrelieren, da dieses, neben dem Merkmal *Falsches Register,* in den meisten Fällen als *etwas zu hoch* bis *zu hoch* gekennzeichnet war. In diesem Sinne würde diese Veränderung ebenso für einen positiven Stimmeffekt durch den Einfluss der physiologischen Gesangsstimme sprechen (vgl. Abb. 41, Tab. 27). Das Merkmal wurde auf einer Skala von 0 (nicht) bis 3 (häufig) beurteilt.

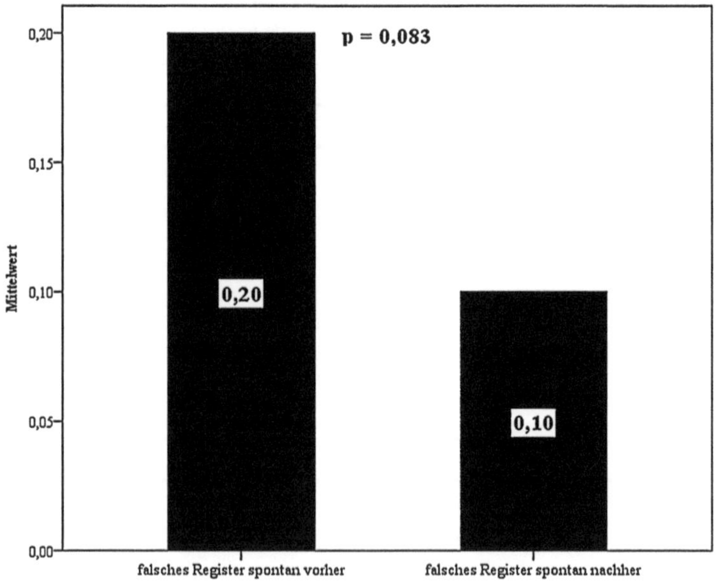

Abb. 41: Auditive Analyse - Falsches Register (spontan), Normalprobanden und -probandinnen

Tab. 27: Mittelwerte / Wilcoxon-Test - Falsches Register (spontan), Normalprobanden und –probandinnen

Deskriptive Statistiken: Mittelwerte

	N	**Mittelwert**
falsches Register spontan vorher	30	,20
falsches Register spontan nachher	30	,10

Wilcoxon-Test
Ränge

		N	Mittlerer Rang	Rang-summe
falsches Register spontan nachher falsches Register spontan vorher	Negative Ränge	3[a]	2,00	6,00
	Positive Ränge	0[b]	,00	,00
	Bindungen	27[c]		
	gesamt	30		

a. falsches Register spontan nachher < falsches Register spontan vorher
b. falsches Register spontan nachher > falsches Register spontan vorher
c. falsches Register spontan nachher = falsches Register spontan vorher

Statistik für Test[b]

	falsches Register spontan nachher – falsches Register spontan vorher
Z	-1,732[a]
Asymptotische Signifikanz (2-seitig)	,083

a. Basiert auf positiven Rängen.
b. Wilcoxon-Test

12.3.3 Gespanntheit (Lied)

Dass der funktionelle Nachvollzug der physiologischen Gesangsstimme wahrscheinlich erfolgt ist und sich positiv auf die Stimmgebung der Probanden und Probandinnen auswirkte, zeigte das Merkmal *Gespanntheit,* welches von der Beurteilung *normal* bis *etwas zu groß* auf *normal* bis *etwas zu gering* tendenziell gesunken ist. Die Tendenz betrug einen Wert von p=0,071 (vgl. Abb. 42, Tab. 28). Auch dies spricht für eine Entspannung der Artikulationsorgane und könnte besonders für die Therapie von hyperfunktionellen Stimmstörungen von Vorteil sein. Das Merkmal wurde auf einer Skala von zu gering (1) bis zu groß (5) beurteilt.

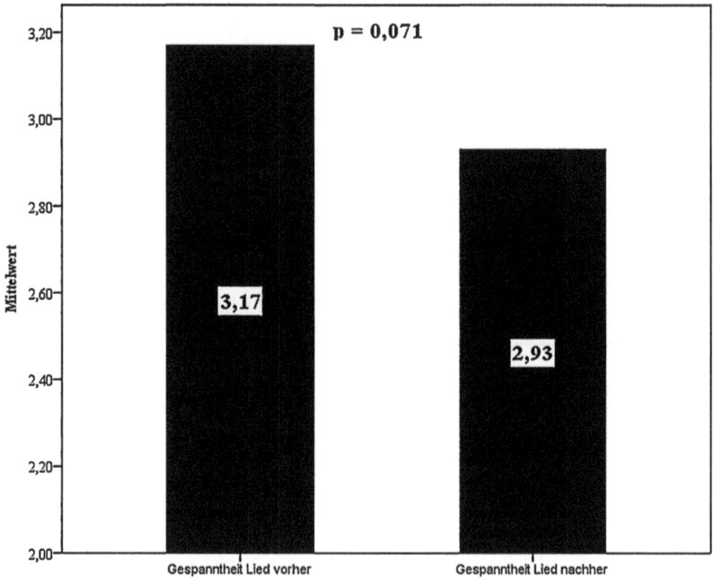

Abb. 42: Auditive Analyse - Gespanntheit (Lied), Normalprobanden und -probandinnen

Tab. 28: Mittelwerte / Wilcoxon-Test - Gespanntheit (Lied), Normalprobanden und –probandinnen

Deskriptive Statistiken: Mittelwerte

	N	**Mittelwert**
Gespanntheit Lied vorher	30	3,17
Gespanntheit Lied nachher	30	2,93

Wilcoxon-Test
Ränge

		N	Mittlerer Rang	Rangsumme
Gespanntheit Lied nachher Gespanntheit Lied vorher	Negative Ränge	11[a]	8,00	88,00
	Positive Ränge	4[b]	8,00	32,00
	Bindungen	15[c]		
	gesamt	30		

a. Gespanntheit Lied nachher < Gespanntheit Lied vorher
b. Gespanntheit Lied nachher > Gespanntheit Lied vorher
c. Gespanntheit Lied nachher = Gespanntheit Lied vorher

Statistik für Test[b]

	Gespanntheit Lied nachher – Gespanntheit Lied vorher
Z	-1,807[a]
Asymptotische Signifikanz (2-seitig)	,071

a. Basiert auf positiven Rängen.
b. Wilcoxon-Test

12.4 Auditive Auswertung bei Musikstudenten und -studentinnen

12.4.1 Heiserkeit (Text)

Die Heiserkeit im Text ging bei den Nachher-Aufnahmen durch den Einfluss der physiologischen Gesangsstimme signifikant (p=0,029) zurück, was sich positiv auf die Stimmgebung der Musikprobanden und -probandinnen auswirkte und auf eine Entspannung der Artikulationsorgane zurückzuführen ist. Das Merkmal wurde auf einer Skala von 0 (nicht) bis 3 (stark) beurteilt (vgl. Abb. 43, Tab. 29).

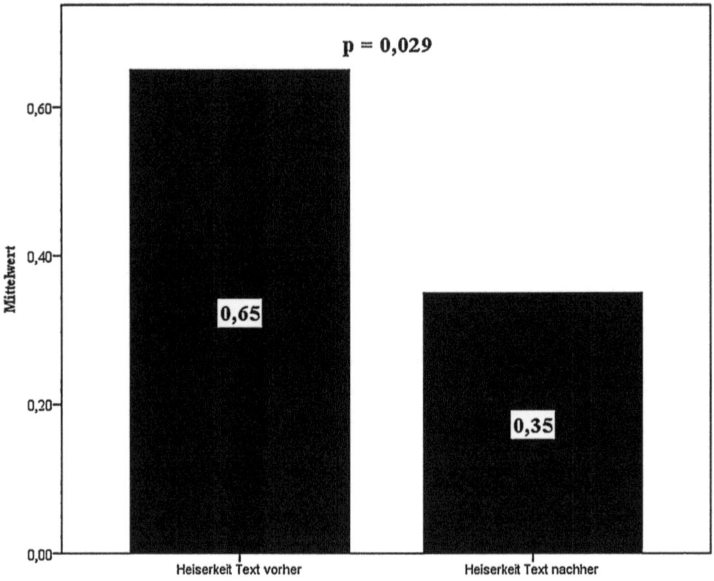

Abb. 43: Auditive Analyse - Heiserkeit (Text), Musikstudenten und -studentinnen

Tab. 29: Mittelwerte / Wilcoxon-Test - Heiserkeit (Text), Musikstudenten und –studentinnen

Deskriptive Statistiken: Mittelwerte

	N	**Mittelwert**
Heiserkeit Text vorher	30	,67
Heiserkeit Text nachher	30	,37

Wilcoxon-Test
Ränge

		N	Mittlerer Rang	Rangsumme
Heiserkeit Text nachher - Heiserkeit Text vorher	Negative Ränge	11[a]	7,64	84,00
	Positive Ränge	3[b]	7,00	21,00
	Bindungen	16[c]		
	gesamt	30		

a. Heiserkeit Text nachher < Heiserkeit Text vorher
b. Heiserkeit Text nachher > Heiserkeit Text vorher
c. Heiserkeit Text nachher = Heiserkeit Text vorher

Statistik für Test[b]

	Heiserkeit Text nachher – Heiserkeit Text vorher
Z	-2,183[a]
Asymptotische Signifikanz (2-seitig)	,029

a. Basiert auf positiven Rängen.
b. Wilcoxon-Test

12.5 Auditive Auswertung der Stimmstörungsgruppe

12.5.1 Gepresste Einsätze (Text)

Beim Merkmal *Gepresste Einsätze* wurde eine tendenzielle Steigerung (p=0,078) bei den Stimmstörungsprobanden und -probandinnen im Text festgestellt (vgl. Abb. 44, Tab. 30). Die Ursachen für diese negativen Stimmveränderungen in den Nachher-Aufnahmen sind nicht geklärt. Das Merkmal wurde auf einer Skala von 0 (nicht) bis 3 (häufig) beurteilt.

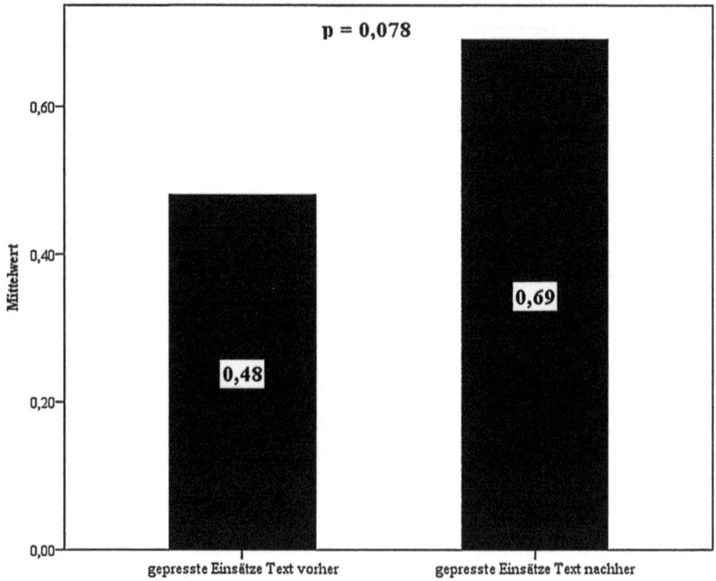

Abb. 44: Auditive Analyse - gepresste Einsätze (Text), Stimmstörungsprobanden und -probandinnen

Tab. 30: Mittelwerte / Wilcoxon-Test - Gepresste Einsätze (Text), Stimmstörungsprobanden und -probandinnen

Deskriptive Statistiken: Mittelwerte

	N	**Mittelwert**
gepresste Einsätze Text vorher	30	,46
gepresste Einsätze Text nachher	30	,67

Wilcoxon-Test

Ränge

		N	Mittlerer Rang	Rangsumme
gepresste Einsätze Text nachher gepresste Einsätze Text vorher	Negative Ränge	4[a]	5,50	22,00
	Positive Ränge	9[b]	7,67	69,00
	Bindungen	17[c]		
	gesamt	30		

a. gepresste Einsätze Text nachher < gepresste Einsätze Text vorher

b. gepresste Einsätze Text nachher > gepresste Einsätze Text vorher

c. gepresste Einsätze Text nachher = gepresste Einsätze Text vorher

Statistik für Test[b]

	gepresste Einsätze Text nachher – gepresste Einsätze Text vorher
Z	-1,765[a]
Asymptotische Signifikanz (2-seitig)	,078

a. basiert auf negativen Rängen.

b. Wilcoxon-Test

12.5.2 Knarrende Einsätze (Spontansprache)

Bei den Stimmstörungsprobanden und -probandinnen wurde eine signifikante Veränderung (p=0,025) der knarrenden Stimmeinsätze in der Spontansprache festgestellt (vgl. Abb. 45, Tab. 31). Die Häufung dieser Einsätze könnte ein möglicher Hinweis auf die erfolgte Entspannung der Artikulation sein, da sich ein hypofunktioneller Muskeltonus eingestellt haben könnte, welcher knarrende Stimmeinsätze zur Folge hätte. Das Merkmal wurde auf einer Skala von 0 (nicht) bis 3 (häufig) beurteilt.

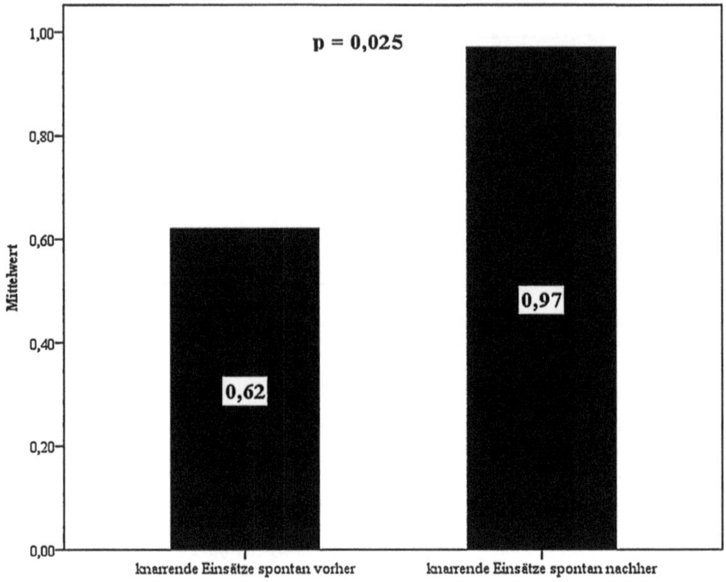

Abb. 45: Auditive Analyse - Knarrende Einsätze (spontan), Stimmstörungsprobanden und -probandinnen

Tab. 31: Mittelwerte - knarrende Einsätze (spontan), Stimmstörungsprobanden und –probandinnen

Deskriptive Statistiken: Mittelwerte

	N	**Mittelwert**
knarrende Eins. spontan vorher	30	,63
knarrende Eins. spontan nachher	30	,97

Wilcoxon-Test
Ränge

		N	Mittlerer Rang	Rangsumme
knarrende Eins. spontan nachher knarrende Eins. spontan vorher	Negative Ränge	3[a]	6,50	19,50
	Positive Ränge	11[b]	7,77	85,50
	Bindungen	16[c]		
	gesamt	30		

a. knarrende Eins. spontan nachher < knarrende Eins. spontan vorher
b. knarrende Eins. spontan nachher > knarrende Eins. spontan vorher
c. knarrende Eins. spontan nachher = knarrende Eins. spontan vorher

Statistik für Test[b]

	knarrende Eins. spontan nachher - knarrende Eins. spontan vorher
Z	-2,236[a]
Asymptotische Signifikanz (2-seitig)	,025

a. Basiert auf negativen Rängen.
b. Wilcoxon-Test

12.5.3 Nasalität (Text)

Letztlich konnte eine signifikante (p=0,039) Abnahme der Nasalität im Text nach dem Einfluss der physiologischen Gesangsstimme bei den Stimmstörungsprobanden und -probandinnen festgestellt werden (vgl. Abb. 46, Tab. 32). Dies kann auf den erfolgten funktionellen Nachvollzug der klassischen Gesangsstimme zurückgeführt werden, da die Nasalität bei der klassischen Gesangsstimme ebenfalls gering ist. Das Merkmal wurde auf einer Skala von 1 (zu gering) bis 5 (zu groß) beurteilt.

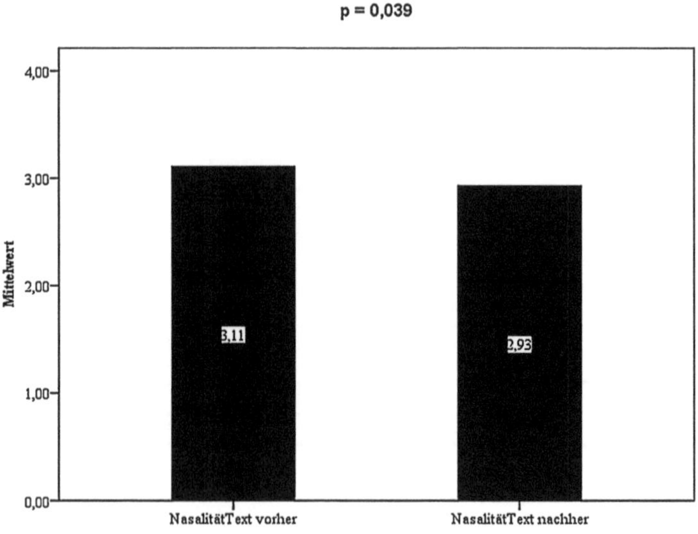

Abb. 46: Auditive Analyse - Nasalität (Text), Stimmstörungsprobanden und -probandinnen

Tab. 32: Mittelwerte - Nasalität (Text), Stimmstörungsprobanden und -probandinnen

Deskriptive Statistiken: Mittelwerte

	N	**Mittelwert**
Nasalität Text vorher	30	3,10
Nasalität Text nachher	30	2,93

Wilcoxon-Test

Ränge

		N	Mittlerer Rang	Rangsumme
Nasalität Text nachher Nasalität Text vorher	Negative Ränge	5[a]	3,00	15,00
	Positive Ränge	0[b]	,00	,00
	Bindungen	25[c]		
	gesamt	30		

a. Nasalität Text nachher < Nasalität Text vorher

b. Nasalität Text nachher > Nasalität Text vorher

c. Nasalität Text nachher = Nasalität Text vorher

Statistik für Test[b]

	Nasalität Text nachher – Nasalität Text vorher
Z	-2,060[a]
Asymptotische Signifikanz (2-seitig)	,039

a. Basiert auf positiven Rängen.

b. Wilcoxon-Test

12.6 Fazit zur auditiven Auswertung

Insgesamt ergab die auditive Datenanalyse aufschlussreiche Erkenntnisse. Bei den Probanden und Probandinnen zeigten sich insgesamt stimmliche Verbesserungen nach dem Einfluss der physiologischen Gesangsstimme in folgenden Merkmalen:

1. *Heiserkeit*
2. *Behauchtheit*
3. *Diplophonie*
4. *gepresste Einsätze*
5. *Falsches Register*
6. *Gespanntheit*
7. *Nasalität*
8. *allgemeiner sängerischer Eindruck*

Die Ergebnisse weisen sehr deutlich auf eine positive Wirkung des funktionellen Nachvollzug hin und enthalten somit Potenzial für eine neue effektive Therapiemethode, die den funktionellen Nachvollzug der physiologischen Gesangsstimme als Schwerpunkt hat. Des Weiteren war eine Zunahme folgender Stimmmerkmale festzustellen:

1. *Knarrende Einsätze*
2. *Elidierte Einsätze*
3. *Behauchte Absätze*

Bei diesen Merkmalen kann die Zunahme nach dem funktionellen Nachvollzug der physiologischen Gesangsstimme ebenso als positiver Effekt für die Stimmgebung gesehen werden, da sie für eine erfolgte Entspannung der Artikulationsorgane stehen kann. Gerade bei Personen mit einer hyperfunktionellen Dysphonie kann die entstandene Hypofunktion eine Chance für den Prozess der Heilung darstellen. Wenn Patienten und Patientinnen mit hyperfunktionellen Dysphonien auf dem bewussten Weg durch Übungen zur Atmung, Haltung, Lockerung, Resonanz etc. keinen therapeutischen Erfolg erreichen können, wäre vermutlich der funktionelle Nachvollzug einer physiologischen Stimme auf der Basis des Wahrnehmens und Fühlens der effektivere Weg zum therapeutischen Erfolg. Außerdem war jeweils eine Verschlechterung der Stimmgebung bei den Merkmalen *Rauigkeit, Diplophonie* und *gepresste Einsätze* erkennbar. Für diese negativen Stimmveränderungen nach dem Einfluss der physiologischen Gesangsstimme können keine Ursachen vermutet oder festgestellt werden. Insgesamt kann mit diesen Ergebnissen die Hypothese des erfolgten funktionellen Nachvollzugs der physiologischen Gesangsstimme bestätigt werden. Im Folgenden wird ein Überblick zu allen Merkmalen der auditiven Analyse gegeben und aufgezeigt, bei welchem Merkmal signifikante, tendenzielle oder keine Veränderungen dieser Art stattgefunden haben (vgl. Tab. 33).

Tab. 33: Übersicht aller Ergebnisse der auditiven Datenanalyse; alle Gruppen (insgesamt)

Merkmal/Parameter	Signifikanz	Tendenz	Keine Signifikanz/ Tendenz
Heiserkeit	Text, Spontan-sprache		Lied
Rauigkeit	Spontan-sprache		Text, Lied
Behauchtheit	Lied		Spontansprache, Text
Knarren			Spontansprache, Text, Lied
Kippeln			Spontansprache, Text, Lied
Diplophonie	Lied	Text	Spontansprache
aphon. Einsch.			Spontansprache, Text, Lied
gepresste Einsätze		Text	Spontansprache, Lied
behauchte Einsätze			Spontansprache, Text, Lied
knarrende Einsätze	Spontan-sprache		Text, Lied
elidierte Einsätze	Lied		Spontansprache, Text
gepresste Absätze			Spontansprache, Text, Lied
behauchte Absätze		Lied	Spontansprache, Text
knarrende Absätze			Spontansprache, Text, Lied
elidierte Absätze			Spontansprache, Text, Lied
falsches Register		Spontansprache	Text, Lied
Gespanntheit		Lied	Spontansprache, Text
Nasalität	Text		Spontansprache, Lied
Klangfülle			Spontansprache, Text, Lied
MSL			Spontansprache, Text, Lied
Allemeiner sängerischer/ sprecherischer Eindruck	Lied		Spontansprache, Text

13. Auswertung der akustischen Datenanalyse

Die Ergebnisse der akustischen Datenanalyse wurden mit Hilfe des Sprecherkennungsprogramms Praat ermittelt. Folgende Parameter wurden dafür erfasst.

- ***Grundfrequenz (pitch):***

„Die Fülle von Klängen von Musikinstrumenten und stimmhaften Sprachlauten, mit denen das menschliche Ohr normalerweise konfrontiert wird, sind komplizierte periodische Schwingungsabläufe, also auch Klänge, jedoch solche mit komplizierten Abläufen innerhalb der Perioden“ (Pétursson / Neppert 2002, 129). Diese setzen sich aus vielen harmonischen Teilschwingungen (Sinusschwingungen mit unterschiedlichen Periodenfrequenzen und Amplituden) zusammen. Dabei ist die Grundfrequenz (f0) die Frequenz der ersten harmonischen Teilschwingung. „Da die Grundfrequenz als Korrelat der Tonhöhe für die Wahrnehmung gewisser prosodischer Merkmale des Sprechens eine entscheidende Rolle spielt, ist ihre Betrachtung in der Phonetik von erheblicher Bedeutung“ (ebd., 137). Die durchschnittliche Grundfrequenz der Sprechstimme liegt bei Männern zwischen 100 und 150 Hz, bei Frauen zwischen 190 und 250 Hz und bei Kindern zwischen 350 und 500 Hz. „In erster Linie hängt die durchschnittliche Periodenfrequenz der Stimme von der Länge und Dicke (Masse) der Stimmlippen ab“ (ebd.).

Auch für die vorliegende Untersuchung spielt die Grundfrequenz eine wichtige Rolle, da eine Verringerung in den Nachher-Aufnahmen auf eine erfolgte Entspannung der Artikulationsorgane hindeuten könnte.

- ***Jitter***:

„Das typische Maß für Grundtonstörungen (Pertubationen) ist der Jitter. Er steht für Schwankung oder Instabilität der Grundfrequenz [...] in aufeinander folgenden Perioden [...]“ (Nawka / Wirth 2008, 177). Somit beschreibt der Jitter, der als Rauigkeit wahrgenommen wird (vgl. ebd.), Irregularitäten der Stimmlippenschwingungen. Für die Berechnung des Jitter gibt es mehrere Formeln, wobei in der vorliegenden Analyse die Formel für die *Jitter ratio* relevant ist. Berechnet wird der Jitter aus gehaltenen Tönen. Die darin enthaltenen kurzzeitigen Änderungen beziehen sich auf die Schwankungen der aufeinander folgenden Perioden (vgl. ebd., 171). „Um das Jitter-Verhältnis (die Jitter ratio) zu erhalten, dividiert man die mittlere *Abweichung der Periodendauer* von aufeinander folgenden Perioden (Zyklen) durch die mittlere Periodendauer des gesamten Stimmabschnittes. Es wird in Prozent angegeben“ (ebd. 171, kursiv im Original). Eine gesunde Stimme hat einen Jitter von 0,1-0,4 Prozent (vgl. Wendler et al. 2005, 126).

- ***Shimmer***:
Shimmer ist das Maß der Amplitudenschwankungen einer Stimme. „Er steht für Schwankungen der Amplituden in aufeinander folgenden Perioden" (Nawka / Wirth 2008, 177). Diese Schwankungen werden ebenso wie der Jitter als Rauigkeit wahrgenommen. „Bei einer normalen Stimme liegt der Shimmer bei 1 %" (vgl. Wendler et al. 2005, 126).

- ***HNR***:
„Mit der Harmonic-to-Noise Ratio kann ein Wert ermittelt werden, welcher das Verhältnis von harmonischen zu nichtharmonischen Signalanteilen (bzw. umgekehrt) in der Stimme – also **Klang zu Geräusch** – angibt" (Hammer 2009, 143, fett gedruckt im Original). Diese beschreiben „aperiodische Anteile im Stimmsignal eines gehaltenen Vokals [und] sind pathologisch. Sie werden als Geräusch oder Behauchtheit wahrgenommen" (Nawka / Wirth 2008, 177). In der Untersuchung wird der HNR-Wert vereinfacht *Geräuschanteile* genannt, um an dessen Bedeutung zu erinnern. Dabei ist zu beachten, dass ein hoher HNR-Wert für eine größere Menge an harmonischen Klanganteilen steht und ein niedriger Wert für eine große Anzahl an nichtharmonischen Signalteilen.

Bei der Auswertung der vorliegenden Untersuchungen ist zu erwarten, dass durch den erfolgten funktionellen Nachvollzug der physiologischen Gesangsstimme eine positive Stimmveränderung auftritt. Bezogen auf den Harmonic-to-Noise Ratio-Wert würde dies eine Zunahme der jeweiligen Datenwerte bei den Nachher-Aufnahmen der Probanden und Probandinnen bedeuten.

13.1 Grundfrequenz (Lied) bei allen Gruppen

Es ist erkennbar, dass die Grundfrequenz (gemessen in Hz) der Probanden und Probandinnen bei den Nachher-Aufnahmen des Liedes einen geringeren Wert als bei den Vorher-Aufnahmen aufweist. Die Signifikanz dieser Berechnung liegt bei einem p-Wert von 0,037 (vgl. Abb. 47, Tab. 34). Daraus ist zu schließen, dass der funktionelle Nachvollzug der physiologischen Gesangsstimme erfolgt ist und somit vermutlich eine Entspannung der Artikulationsorgane stattgefunden hat.

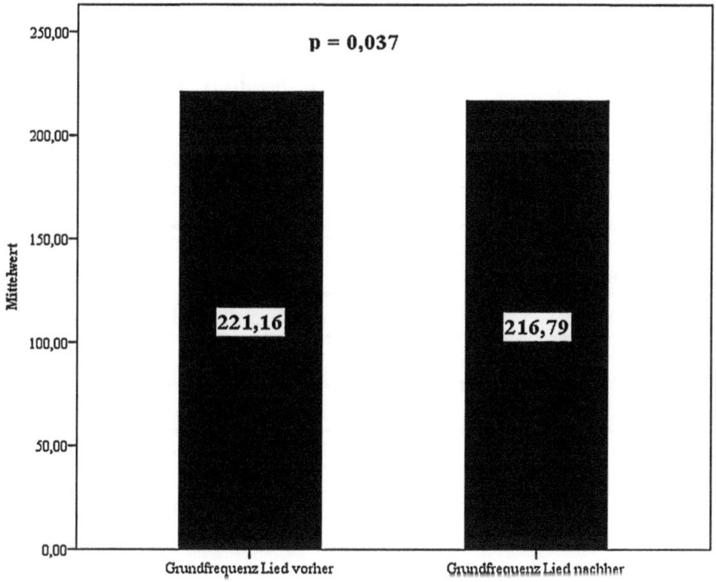

Abb. 47: Akustische Analyse - Grundfrequenz (Lied), alle Gruppen

Tab. 34: T-Test - Grundfrequenz (Lied), alle Gruppen

T-Test

Statistik bei gepaarten Stichproben

		Mittelwert	N
Paaren 1	**Grundfrequenz Lied vorher**	221,1634	90
	Grundfrequenz Lied nachher	216,7932	90

Korrelationen bei gepaarten Stichproben

		N	Korrelation	Signifikanz
Paaren 1	**Grundfrequenz Lied vorher Grundfrequenz Lied nachher**	90	,963	,000

Test bei gepaarten Stichproben

		Sig. (2-seitig)
Paaren 1	**Grundfrequenz Lied vorher Grundfrequenz Lied nachher**	,037

13.2 Grundfrequenz (Spontansprache) bei den Musikstudenten und - studentinnen

Im Gegensatz zur Grundfrequenz im Lied bei allen Gruppen fand in der Gruppe der Musikstudenten und -studentinnen eine Erhöhung der Grundfrequenz in der Spontansprache statt. Die Signifikanz dieser Berechnung lag bei p=0,029 (vgl. Abb. 48, Tab. 35).

Es ist anzunehmen, dass die Musikstudenten und -studentinnen durch die hohe Lage der gehörten Tenorstimme in ihrer Spontansprache beeinflusst worden sind. Die Untersuchung mit den Probanden und Probandinnen hat gezeigt, dass einige Musikstudenten und -studentinnen, vorwiegend Frauen, auch in ihrer Alltagssprache eine der klassischen Kopfstimme sehr ähnliche Stimmgebung aufwiesen. Somit klangen viele von ihnen *kopfig* und etwas überhöht. Das Hören der Kopfstimme könnte bei den Musikstudenten und -studentinnnen unbewusst eine Identifizierung und Abgleichung mit der Klangqualität der eigenen Sprechstimme hervorgerufen und somit eine Erhöhung der Grundfrequenz in der Spontansprache verursacht haben.

Demnach wäre zu prüfen, ob der funktionelle Nachvollzug der physiologischen Gesangsstimme für Musikstudenten und -studentinnen, welche selbst eine tendenziell kopfige Sprechstimme haben, eine geeignete Methode zur Verbesserung ihrer Sprechstimmgebung wäre. Im Hinblick auf ein Therapiekonzept, welches den funktionellen Nachvollzug der physiologischen Gesangsstimme miteinbezieht, wäre zu überlegen, ob hier eine ebenso physiologische, aber weniger kopfige Gesangsstimme als Vorbild besser geeignet wäre.

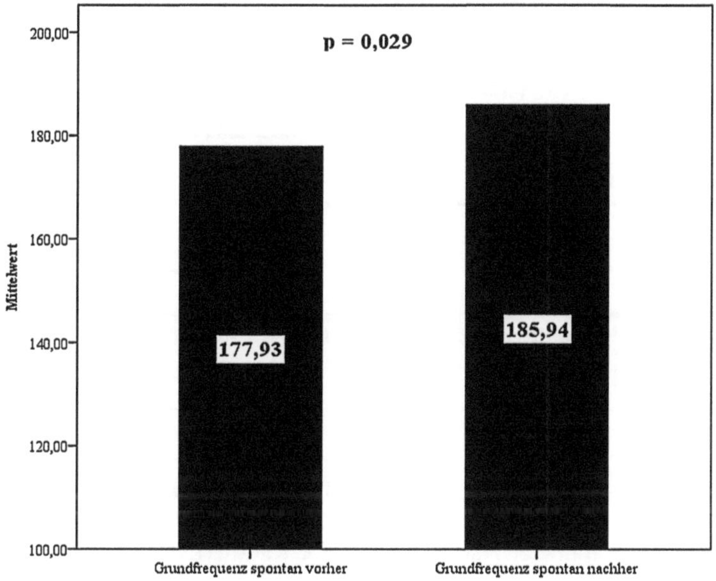

Abb. 48: Akustische Analyse - Grundfrequenz (spontan), Musikstudenten und -studentinnen

Tab. 35: T-Test - Grundfrequenz (spontan), Musikstudenten und –studentinnen

T-Test

Statistik bei gepaarten Stichproben

		Mittelwert	N
Paaren 1	**Grundfrequenz spontan vorher**	177,9321	30
	Grundfrequenz spontan nachher	185,9432	30

Korrelationen bei gepaarten Stichproben

		N	Korrelation	Signifikanz
Paaren 1	**Grundfrequenz spontan vorher Grundfrequenz spontan nachher**	30	,891	,000

Test bei gepaarten Stichproben

		Gepaarte Differenzen	Sig. (2-seitig)
		Mittelwert	
Paaren 1	**Grundfrequenz spontan vorher Grundfrequenz spontan nachher**	-8,01107	,029

13.3 Geräuschanteile (Lied) bei den Musikstudenten und -studentinnen

Der akustische Parameter Harmonic-to-noise Ratio (HNR) ist bei der Nachher-Aufnahme im Lied in der Gruppe der Musikstudenten und -studentinnen mit einer Tendenz von p=0,089 gesunken. Somit haben sich die harmonischen Klanganteile in der Stimme der Probanden und Probandinnen verringert und die nicht-harmonischen verstärkt (vgl. Abb. 49, Tab. 36). Warum dies der Fall ist, ist nicht ersichtlich. Dennoch ist zu beachten, dass die Verringerung des HNR-Wertes gering ist und auf einem nicht signifikanten Ergebnis beruht.

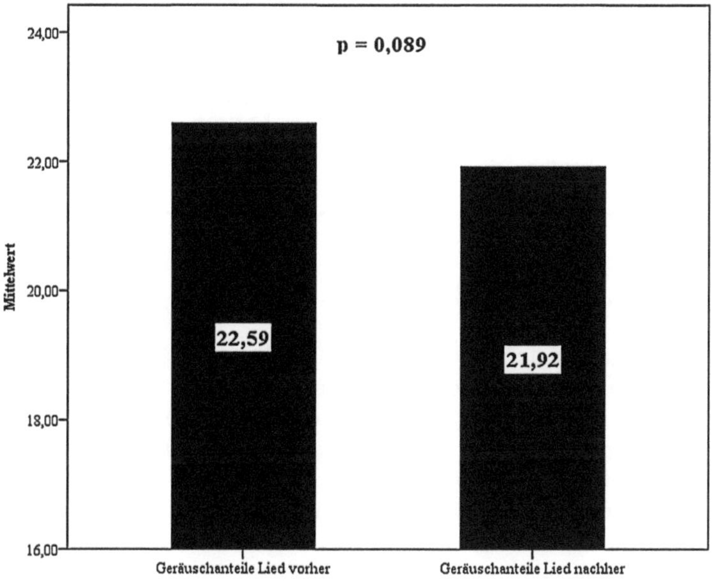

Abb. 49: Akustische Analyse - Geräuschanteile (Lied), Musikstudenten und -studentinnen

Tab. 36: T-Test - Geräuschanteile (Lied), Musikstudenten und –studentinnen

T-Test

Statistik bei gepaarten Stichproben

		Mittelwert	N
Paaren 1	**Geräuschanteile Lied vorher**	22,5891	30
	Geräuschanteile Lied nachher	21,9198	30

Korrelationen bei gepaarten Stichproben

		N	Korrelation	Signifikanz
Paaren 1	**Geräuschanteile Lied vorher Geräuschanteile Lied nachher**	30	,700	,000

Test bei gepaarten Stichproben

		Gepaarte Differenzen	
		Mittelwert	Sig. (2-seitig)
Paaren 1	**Geräuschanteile Lied vorher – Geräuschanteile Lied nachher**	,66933	,089

13.4 Jitter (Lied) bei den Stimmstörungsprobanden und -probandinnen

Ein weiterer signifikanter Unterschied (p=0,033) konnte bei dem Parameter *Jitter* in der Gruppe der Stimmstörungsprobanden und -probandinnen im Lied festgestellt werden. Demnach sank der prozentuale Wert bei den Nachher-Aufnahmen insgesamt um 0,1 Prozent, was auf eine Verringerung der Irregularitäten der Stimmlippenschwingungen hinweist (vgl. Abb. 50, Tab. 37). Folglich war auch hier festzustellen, dass der funktionelle Nachvollzug der physiologischen Gesangsstimme eine positive Auswirkung auf die Sprechstimmgebung der Stimmstörungsprobanden und -probandinnen hatte.

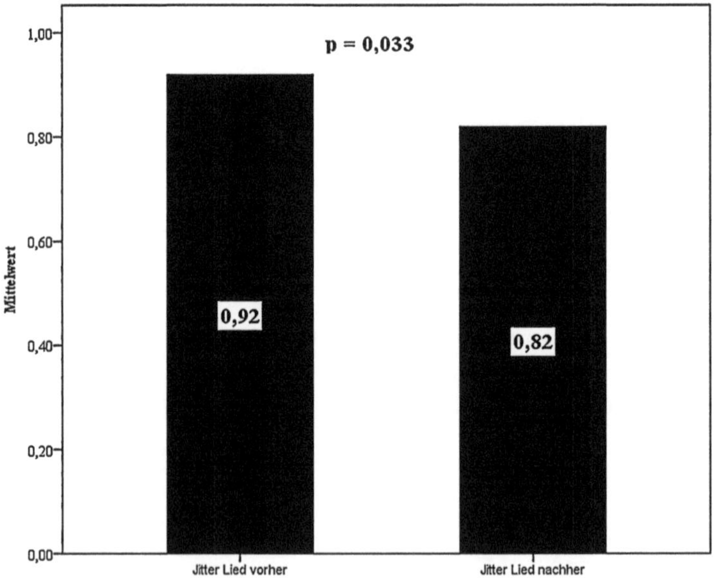

Abb. 50: Akustische Analyse - Jitter (Lied), Stimmstörungsprobanden und -probandinnen

Tab. 37: T-Test - Jitter (Lied), Stimmstörungsprobanden und -probandinnen

T-Test

Statistik bei gepaarten Stichproben

		Mittelwert	N
Paaren 1	**Jitter Lied vorher**	,9223	30
	Jitter Lied nachher	,8152	30

Korrelationen bei gepaarten Stichproben

		N	Korrelation	Signifikanz
Paaren 1	**Jitter Lied vorher** **Jitter Lied nachher**	30	,731	,000

Test bei gepaarten Stichproben

		Gepaarte Differenzen	
		Mittelwert	Sig. (2-seitig)
Paaren 1	**Jitter Lied vorher** **Jitter Lied nachher**	,10707	,033

13.5 Grundfrequenz (Spontansprache) bei den Normalprobanden und -probandinnen

Bei den Normalprobanden und -probandinnen hat sich ebenso der Grundfrequenzwert in der Spontansprache bei den Nachher-Aufnahmen um 7,62 Hz signifikant (p=0,075) verringert (vgl. Abb. 51, Tab. 38). Somit ist auch in diesem Fall eine Entspannung der Sprechstimme der Normalprobanden und -probandinnen durch den Einfluss der physiologischen Gesangsstimme nahe liegend.

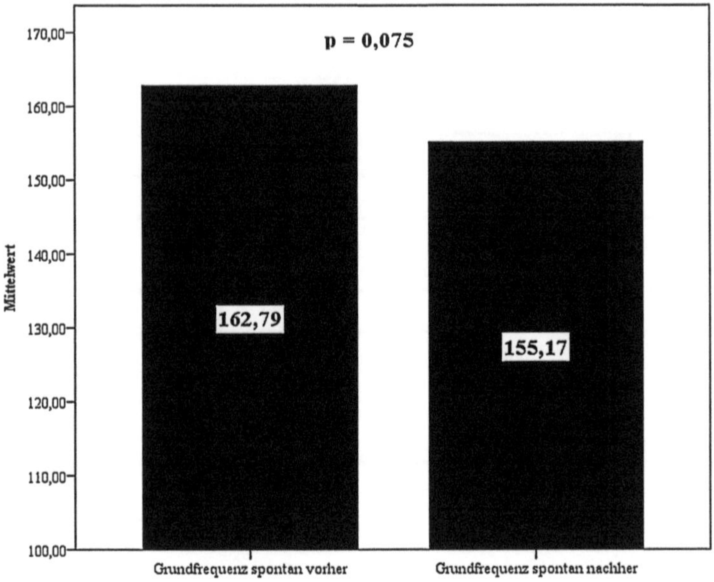

Abb. 51: Akustische Analyse - Grundfrequenz (spontan), Normalprobanden und -probandinnen

Tab. 38: T-Test - Grundfrequenz (spontan), Normalprobanden und -probandinnen

T-Test

Statistik bei gepaarten Stichproben

		Mittelwert	N
Paaren 1	**Grundfrequenz spontan vorher**	162,7884	30
	Grundfrequenz spontan nachher	155,1692	30

Korrelationen bei gepaarten Stichproben

		N	Korrelation	Signifikanz
Paaren 1	**Grundfrequenz spontan vorher Grundfrequenz spontan nachher**	30	,882	,000

Test bei gepaarten Stichproben

		Gepaarte Differenzen	
		Mittelwert	Sig. (2-seitig)
Paaren 1	**Grundfrequenz spontan vorher Grundfrequenz spontan nachher**	7,61917	,075

13.6 Fazit zur akustischen Auswertung

Insgesamt ergab die Auswertung der akustischen Datenanalyse signifikante bzw. tendenzielle Veränderungen bei folgenden Merkmalen:

1. Grundfrequenz,
2. Jitter,
3. Geräuschanteile (HNR)

Eine Verringerung der Parameter ist als eine Verbesserung der Sprechstimme zu sehen. Somit zeigten sich bei drei der vier messbaren Parameter positive Stimmveränderungen. Dass die Grundfrequenz nach dem Einfluss der physiologischen Gesangsstimme niedriger wurde, spricht für eine Entspannung und Weitung der Artikulationsorgane. Beim Parameter *Jitter* zeigte sich, dass sich messbar negative stimmliche Auffälligkeiten nach dem erfolgten funktionellen Nachvollzug reduziert haben. Dies bietet Erfolg versprechende Hinweise für ein mögliches neues Therapiekonzept, welches den funktionellen Nachvollzug der physiologischen Gesangsstimme als Schwerpunkt haben soll. Eine negative Veränderung zeigte sich beim Merkmal Harmonic-to-Noise Ratio im Lied bei den Musikstudenten und -studentinnen, dessen Gründe nicht ersichtlich sind. Ebenso lag eine Zunahme der Grundfrequenz in der Spontansprache bei den Musikstudenten und -studentinnen vor. Dies kann mit der meist erhöhten kopfigen Sprechstimme der entsprechenden Studentinnen in Zusammenhang gebracht werden und wäre somit die logische Schlussfolgerung (siehe Kap.13.2, Abb. 49). Insgesamt wird auch bei der akustischen Datenanalyse die Hypothese bestätigt, dass der funktionelle Nachvollzug der physiologischen Gesangsstimme erfolgt ist.
Im Folgenden wird eine Übersicht zu allen signifikant-, tendenziell- und nichtveränderten Parametern der akustischen Analyse insgesamt aufgezeigt (vgl. Tab. 39).

Tab. 39: Übersicht der Ergebnisse der akustischen Datenanalyse, alle Gruppen (insgesamt)

Merkmal/Parameter	Signifikanz	Tendenz	Keine Signifikanz/ Tendenz
Grundfrequenz (pitch)	Lied, Spontansprache	Spontansprache	Text
Jitter	Lied		Spontansprache, Text
Shimmer			Spontansprache, Text, Lied

14. Zusammenhangs- und Unterschiedsanalyse der vorliegenden Ergebnisse

Im Folgenden sollen die signifikanten und aussagekräftigen Zusammenhänge der vorliegenden Ergebnisse der Untersuchung ermittelt werden. Als Korrelation wird der Zusammenhang zwischen mehreren Variablen bezeichnet. Es wurden jeweils zwei Variablen berechnet. Die Berechnung des bivariaten Zusammenhangsmaßes basiert auf der Berechnung von Wertepaaren, die aus abhängigen Stichproben gebildet wurden (Bühl 2010, 385).

Der Korrelationskoeffizient (r) „liegt zwischen -1 und +1, wobei ein Betrag nahe bei 1 einen starken und ein Betrag nahe bei 0 einen schwachen Zusammenhang bedeutet" (ebd., 386). Ein negativer Korrelationskoeffizient beschreibt einen gegenläufigen Zusammenhang. Das bedeutet: Je größer der Wert einer Variablen ist, desto kleiner ist der Wert der anderen Variablen. Für die Stärke des Zusammenhangs ist der Betrag und nicht das Vorzeichen des Korrelationskoeffizienten ausschlaggebend. Bei einem Wert bis 0,2 wird von einer sehr geringen, bis 0,5 von einer geringen und bis 0,7 von einer mittleren Korrelation ausgegangen. Eine hohe bis sehr hohe Korrelation liegt vor, wenn der Korrelationskoeffizient einem Wert bis 0,9 oder über 0,9 entspricht (vgl. ebd.).

14.1 Zusammenhänge des Musikalitätstests (Seashore-Test) und der musikalischen Selbsteinschätzung (Fragebogen)

Im Folgenden werden die signifikanten Zusammenhänge der Ergebnisse des Fragebogens zur persönlichen Einschätzung der eigenen Musikalität mit dem Notendurchschnitt des Seashore-Tests für musikalische Begabung tabellarisch dargestellt. Da bei einigen Fragen des Fragebogens keine signifikante Korrelation zum Seashore-Musikalitätstest festgestellt werden konnten, wurde auf die Darstellung dieser Berechnungen verzichtet. Die Ergebnisse der Kapitel 14.1.3 bis 14.1.7 wurden mit dem Mann-Whitney-Wilcoxon Test (U-Test) durchgeführt, da bei den zu entsprechenden Variablen keine Normalverteilung vorlag. Dieser verglich zwei unabhängige Stichproben, basierend auf einer gemeinsamen Rangreihe der Werte beider Stichproben (vgl. Bühl 2010, 348). Bei den Analysen wurden alle 90 Probanden und Probandinnen unabhängig ihrer Gruppenzugehörigkeit miteinbezogen.

14.1.1 Zusammenhänge bezüglich des Musikalitätstests (insgesamt) und der Fragen 3,4 des Fragebogens

Aufgrund des Rangskalenniveaus der zu vergleichenden Parameter wurde die Korrelationsberechnung nach Spearman vorgenommen. Aus dieser geht hervor, dass die Angaben des Fragebogens der Probanden und Probandinnen mit den jeweiligen Durchschnittsergebnissen des Musikalitätstests gering korrelieren. Durch den negativen Korrelationskoeffizienten zeigte sich ein geringer gegenläufiger Zusammenhang zwischen den Fragen 3 und 4 des Fragebogens. Die Beantwortung der Frage nach der persönlichen Wichtigkeit von Musik, welche insgesamt auf einer Skala von 1 (*sehr unwichtig*) bis 7 (*sehr wichtig*) bewertet wurde, hat einen Mittelwert von 6 (vgl. Kap.10, Tab. 3) und korreliert gegenläufig mit dem Musikalitätstestmittelwert (vgl. Kap.11, Tab. 17) von 2,58 (p=0,000). Der Rangkorrelationskoeffizient beträgt -0,424 und beschreibt damit eine geringe Korrelation. Eine etwas höhere Korrelation zeigt sich bei der Frage, wie häufig im Alltag gesungen bzw. gesummt wurde und dem Durchschnittsergebnis des Seashore-Musikalitätstests. Der Korrelationskoeffizient beträgt -0,525. Die Frage wurde auf einer Rangskala der Häufigkeit von 1 (*nie*) bis 7 (*sehr häufig*) mit einem Mittelwert von 5 beantwortet (vgl. Kap.10, Tab. 4). Der gegenläufige Zusammenhang kann auf die mehrheitliche Beantwortung der Fragen zurück zu führen sein, da der Wichtigkeitsgrad von Musik und die Häufigkeit des Summens im Alltag unabhängig von musikalischen Fähigkeiten sehr hoch angesiedelt wurde (vgl. Tab. 40).

Tab. 40: Spearman-Test - Musikalitätstest (insgesamt) und Fragen 3, 4 des Fragebogens

			Musikalitätstest (insgesamt)
Spearman-Rho	**Wie wichtig ist ihnen Musik?**	Korrelationskoeffizient	-,424**
		Sig. (2-seitig)	,000
		N	90
	Wie häufig singen oder summen sie im Alltag?	Korrelationskoeffizient	-,525**
		Sig. (2-seitig)	,000
		N	90

**. Die Korrelation ist auf dem 0,01 Niveau signifikant (zweiseitig).

14.1.2 Zusammenhänge bezüglich des Musikalitätstests (insgesamt) und der Fragen 6, 7a, 7b, 7c, 8 des Fragebogens

Bei den Fragen bezüglich der persönlichen Einschätzung eigener musikalischer Fähigkeiten korrelieren die Antworten mit dem Notendurchschnitt des Seashore-Musikalitätstests (2,58) bei einem negativen Rangkorrelationskoeffizienten um etwa -0,5 gegenläufig (vgl. Tab. 41). Demnach kann auch hier keine Übereinstimmung zwischen den Ergebnissen der subjektiven Selbsteinschätzung und dem Durchschnittsergebnis des Musikalitätstests festgestellt werden. Die Fragen 6, 7a, 7b, 7c und 8 des Fragebogens wurden auf der Skala von 1 (*sehr unpräzise* bzw. *sehr schlecht*) bis 7 (*sehr präzise* bzw. *sehr gut*) beantwortet und enthalten jeweils einen Mittelwert von etwa 4 (vgl. Abb. 7-11, Tab. 6-10).

Tab. 41: Spearman-Test - Musikalitätstest (insgesamt) und Fragen 6-8 des Fragebogens

			Musikalitätstest (insgesamt)
Spearman-Rho	**Wie sicher und präzise können Sie vorgegebene Töne nachsingen?**	Korrelationskoeffizient	-,585**
		Sig. (2-seitig)	,000
		N	90
	gesangliche Fähigkeit: Tontreffvermögen	Korrelationskoeffizient	-,543**
		Sig. (2-seitig)	,000
		N	90
	gesangliche Fähigkeit: Tonhaltevermögen	Korrelationskoeffizient	-,534**
		Sig. (2-seitig)	,000
		N	90
	gesangliche Fähigkeit: Stimmklang	Korrelationskoeffizient	-,528**
		Sig. (2-seitig)	,000
		N	90
	musikalische Fähigkeiten (insgesamt)	Korrelationskoeffizient	-,515**
		Sig. (2-seitig)	,000
		N	90

**. Die Korrelation ist auf dem 0,01 Niveau signifikant (zweiseitig).

14.1.3 Zusammenhänge bezüglich des Musikalitätstests (insgesamt) und der Frage 10 des Fragebogens (Chorerfahrungen)

Im Folgenden wird dargestellt, ob es signifikante Unterschiede beim Vergleichen der Mittelwerte des Musikalitätstestsnotendurchschnitts zwischen vorhandenen und nicht-vorhandenen Chorerfahrungen der Testpersonen gibt. Somit wurde untersucht, ob Chorerfahrung beim Abschneiden des Tests eine ausschlaggebende Rolle spielte. Ein geringerer Mittelwert entspricht einem geringeren Notendurchschnitt des Musikalitätstests. Der Mittelwert (2,36) der Ja-Gruppe (52 Testpersonen mit Chorerfahrungen) fällt geringer aus als der Mittelwert (2,89) der Nein-Gruppe (38 Testpersonen ohne Chorerfahrungen) (vgl. Tab. 40). Da eine hohe Signifikanz (p=0,000) vorliegt, kann davon ausgegangen werden, dass die Probanden und Probandinnen mit Chorerfahrungen im Seashore-Test für musikalische Begabung bessere Ergebnisse erzielten als die Probanden und Probandinnen ohne Chorerfahrung. Somit steht die vorhandene Chorerfahrung der Probanden und Probandinnen in einem großen Zusammenhang zu auditiven musikalischen Fähigkeiten (vgl. Tab. 42a, 42b).

Tab. 42a: Mittelwerte - Musikalitätstest (insgesamt) und Frage 10 des Fragebogens

Bericht: Mittelwerte

Musikalitätstest (insgesamt)

Chorerfahrungen?		**Mittelwert**	N	Standardabweichung
	Ja	2,36	52	,518
	Nein	2,89	38	,691
	Insgesamt	2,58	90	,650

Tab. 42b: Mann-Whitney-Test - Musikalitätstest (insgesamt) und Frage 10 des Fragebogens

Mann-Whitney-Test

Ränge

	Chorerfahrungen?		N	Mittlerer Rang	Rangsumme
Musikalitätstest (insgesamt)		Ja	52	36,36	1890,50
		Nein	38	58,01	2204,50
		gesamt	90		

Statistik für Test[a]

	Musikalitätstest (insgesamt)
Mann-Whitney-U	512,500
Wilcoxon-W	1890,500
Z	-3,898
Asymptotische Signifikanz (2-seitig)	,000

14.1.4 Zusammenhänge bezüglich des Musikalitätstests (insgesamt) und der Frage 11 des Fragebogens (Gesangsunterrichtserfahrungen)

Im Folgenden wird aufgezeigt, ob sich signifikante Unterschiede beim Vergleichen der Mittelwerte des Musikalitätstestsnotendurchschnitts zwischen vorhandenen und nicht-vorhandenen Gesangsunterrichtserfahrungen der Testpersonen ergaben. Somit wurde untersucht, ob Gesangsunterrichtserfahrung beim Abschneiden des Tests eine ausschlaggebende Rolle spielte. Der Mittelwert (2,21) der Ja-Gruppe (37 Testpersonen mit Gesangsunterrichtserfahrungen) fällt geringer aus als der Mittelwert (2,84) der Nein-Gruppe (53 Testpersonen ohne Gesangsunterrichtserfahrungen) (vgl. Tab. 41). Da auch hier eine hohe Signifikanz (p=0,000) vorliegt, ist zu schlussfolgern, dass die Probanden und Probandinnen mit Gesangsunterrichtserfahrungen im Seashore-Test für musikalische Begabung bessere Ergebnisse erzielten als die Probanden und Probandinnen ohne diese Erfahrungen. Somit waren die Gesangsunterrichtserfahrungen vermutlich förderlich für die auditiven musikalische Fähigkeiten des Seashore-Tests (vgl. Tab. 43a, 43b).

Tab. 43a: Mittelwerte - Musikalitätstest (insgesamt) und Frage 11 des Fragebogens

Bericht: Mittelwerte

Musikalitätstest (insgesamt)

Gesangsunterrichtserfahrungen		**Mittelwert**	N	Standardabweichung
	Ja	2,21	37	,441
	Nein	2,84	53	,649
	Insgesamt	2,58	90	,650

Tab. 43b: Mann-Whitney-Test - Musikalitätstest (insgesamt) und Frage 11 des Fragebogens

Mann-Whitney-Test

Ränge

	Gesangsunterrichts-erfahrungen		N	Mittlerer Rang	Rangsumme
Musikalitätstest (insgesamt)		Ja	37	29,89	1106,00
		Nein	53	56,40	2989,00
		gesamt	90		

Statistik für Test[a]

	Musikalitätstest (insgesamt)
Mann-Whitney-U	403,000
Wilcoxon-W	1106,000
Z	-4,753
Asymptotische Signifikanz (2-seitig)	,000

14.1.5 Zusammenhänge bezüglich des Musikalitätstests (insgesamt) und der Frage 12 des Fragebogens (Musikinstrumenten-Unterrichtserfahrungen)

Im Folgenden wird dargestellt, ob sich signifikante Unterschiede beim Vergleichen der Mittelwerte des Musikalitätstest-Notendurchschnitts zwischen vorhandenen und nicht-vorhandenen Erfahrungen mit dem Unterricht eines Musikinstrumentes ergaben. Es wurde ermittelt, dass es signifikante Unterschiede (p=0,000) zwischen den entsprechenden Probanden und Probandinnen beim Abschneiden des Tests gab (vgl. Tab. 44a, 44b). Der Mittelwert (2,34) der Ja-Gruppe (55 Testpersonen mit Musikinstrumentenunterrichtserfahrungen) fällt deutlich geringer aus als der Mittelwert (2,95) der Nein-Gruppe (35 Testpersonen ohne Musikinstrumentenunterrichtserfahrungen) (vgl. Tab. 42). Somit hatten die Probanden und Probandinnen, welche im Spielen eines Musikinstrumentes geschult worden sind, bessere auditive musikalische Fähigkeiten als Personen ohne diese Erfahrungen.

Tab. 44a: Mittelwerte - Musikalitätstest (insgesamt) und Frage 12 des Fragebogens

Bericht: Mittelwerte

Musikalitätstest (insgesamt)

Instrumenten-Unterrichtserfahrung		**Mittelwert**	N	Standardabweichung
	ja	2,34	55	,497
	nein	2,95	35	,692
	Insgesamt	2,58	90	,650

Tab. 44b: Mann-Whitney-Test - Musikalitätstest (insgesamt) und Frage 12 des Fragebogens

Mann-Whitney-Test

Ränge

	Instrumentenunterrichtserfahrung		N	Mittlerer Rang	Rangsumme
Musikalitätstest (insgesamt)		ja	55	36,18	1990,00
		nein	35	60,14	2105,00
		gesamt	90		

Statistik für Test[a]

	Musikalitätstest (insgesamt)
Mann-Whitney-U	450,000
Wilcoxon-W	1990,000
Z	-4,257
Asymptotische Signifikanz (2-seitig)	,000

14.1.6 Zusammenhänge bezüglich des Musikalitätstests (insgesamt) und der Frage 9a des Fragebogens (Musikvorliebe *Rock*)

Im Folgenden wird beschrieben, inwieweit die Musikvorliebe *Rock* beim Abschneiden des Tests eine ausschlaggebende Rolle spielte. Es zeigte sich, dass die Musikvorliebe bzw. Musikabneigung bezüglich der Musikrichtung *Rock* zu signifikant unterschiedlichen (p=0,033) Testergebnissen führten (vgl. Tab. 45a, 45b). Dabei schnitten 51 Probanden und Probandinnen mit der Musikvorliebe *Rock* (2,66) insgesamt schlechter beim Musikalitätstest ab (höherer Mittelwert entspricht einem höheren Notendurchschnitt des Musikalitätstests) als die 39 Probanden und Probandinnen ohne diese Musikvorliebe mit dem Mittelwert 2,47 (vgl. Tab. 45a, 45b).

Somit kann daraus geschlossen werden, dass die Probanden und Probandinnen, welche keine Rockmusik bevorzugten, einen Vorteil für das Ergebnis des Musikalitätstests hatten. Es wird nicht davon ausgegangen, dass das bevorzugte Hören von Rockmusik Nachteile für musikalische Fähigkeiten bringt. Das vorliegende Ergebnis wäre jedoch dadurch zu erklären, dass die Probanden und Probandinnen, welche keine Vorliebe für Rockmusik zeigten, andere Musikrichtungen (z.B. Klassik, siehe Kap.14.1.7) bevorzugten, die vermutlich eigene musikalische Fähigkeiten förderten.

Tab. 45a: Mittelwerte - Musikalitätstest (insgesamt) und Frage 9a des Fragebogens

Bericht: Mittelwerte

Musikalitätstest (insgesamt)

Musikvorliebe: Rock		**Mittelwert**	N	Standardabweichung
	Ja	2,66	51	,561
	Nein	2,47	39	,744
	Insgesamt	2,58	90	,650

Tab. 45b: Mann-Whitney-Test - Musikalitätstest (insgesamt) und Frage 9a des Fragebogens

Mann-Whitney-Test

Ränge

	Musikvorliebe: Rock		N	Mittlerer Rang	Rangsumme
Musikalitätstest (insgesamt)		Ja	51	50,61	2581,00
		Nein	39	38,82	1514,00
		gesamt	90		

Statistik für Test[a]

	Musikalitätstest (insgesamt)
Mann-Whitney-U	734,000
Wilcoxon-W	1514,000
Z	-2,129
Asymptotische Signifikanz (2-seitig)	,033

14.1.7 Zusammenhänge bezüglich des Musikalitätstests (insgesamt) und der Frage 9e des Fragebogens (Musikvorliebe *Klassik*)

Es zeigte sich bei einer Signifikanz von p=0,01, dass auch die Musikvorliebe *Klassik* eine ausschlaggebende Rolle beim Testnotendurchschnitt der Probanden und Probandinnen spielte (vgl. Tab. 46a, 46b). Folglich hatten die Probanden und Probandinnen, welche klassische Musik sehr gerne hörten, einen besseren Musikalitätstestmittelwert (2,39) als die Probanden und Probandinnen ohne die Vorliebe für diese Musikrichtung (2,81) (vgl. Tab. 46a, 46b). Daraus wird geschlussfolgert, dass das bevorzugte Hören von klassischer Musik für das Erwerben auditiver musikalischer Fähigkeiten förderlich ist.

Tab. 46a: Mittelwerte - Musikalitätstest (insgesamt) und Frage 9e des Fragebogens

Bericht: Mittelwerte

Musikalitätstest (insgesamt)

Musikvorliebe: Klassik		**Mittelwert**	N	Standardabweichung
	Ja	2,39	49	,577
	Nein	2,81	41	,665
	Insgesamt	2,58	90	,650

Tab. 46b: Mann-Whitney-Test - Musikalitätstest (insgesamt) und Frage 9e des Fragebogens

Mann-Whitney-Test
Ränge

	Musikvorliebe: Klassik		N	Mittlerer Rang	Rangsumme
Musikalitätstest (insgesamt)		Ja	49	37,27	1826,00
		Nein	41	55,34	2269,00
		gesamt	90		

Statistik für Test[a]

	Musikalitätstest (insgesamt)
Mann-Whitney-U	601,000
Wilcoxon-W	1826,000
Z	-3,281
Asymptotische Signifikanz (2-seitig)	,001

Ränge

	Musikvorliebe: Klassik		N	Mittlerer Rang	Rangsumme
Musikalitätstest (insgesamt)		Ja	49	37,27	1826,00
		Nein	41	55,34	2269,00

a. Gruppenvariable: Musikvorliebe: Klassik

14.1.8 Zusammenhänge bezüglich des Musikalitätstests (insgesamt) und der Frage 9f des Fragebogens (Musikvorliebe *Sonstiges*)

Auch die Musikvorliebe der Musikrichtung *Sonstiges* zeigt signifikant unterschiedliche (p=0,014) Testergebnisse (vgl. Tab. 45a). 63 Probanden und Probandinnen, welche als Musikvorliebe *sonstige Musik* angaben, erzielten mit dem Mittelwert 2,48 insgesamt ein besseres Ergebnis beim Musikalitätstest als 27 Probanden und Probandinnen ohne diese Musikvorliebe, welche einen Mittelwert von 2,82 aufwiesen (vgl. Tab. 47a, 47b).
Da die Angabe *Sonstiges* sehr individuell verschiedene Musikrichtungen meinte und daraus entstanden ist, dass die einzelnen Probanden und Probandinnen sehr spezielle Angaben machten und somit keine Häufigkeiten ermittelt wurden, können aus diesen Ergebnissen keine konkreten Schlüsse gezogen werden. Es wird aber davon ausgegangen, dass sich die Probanden und Probandinnen, welche u.a. als Musikvorliebe *Sonstiges* angaben, intensiv mit den jeweils bevorzugten Musikrichtungen beschäftigten. Demnach ist anzunehmen, dass eine intensive Auseinandersetzung mit Musik vielfältiger Art auditive musikalische Fähigkeiten fördern und verbessern können.

Tab. 47a: Mittelwerte - Musikalitätstest (insgesamt) und Frage 9f des Fragebogens

Bericht: Mittelwerte

Musikalitätstest (insgesamt)

Musikvorliebe: Sonstiges		Mittelwert	N	Standardabweichung
	Ja	2,48	63	,633
	Nein	2,82	27	,639
	Insgesamt	2,58	90	,650

Tab. 47b: Mann-Whitney-Test - Musikalitätstest (insgesamt) und Frage 9f des Fragebogens

Mann-Whitney-Test
Ränge

	Musikvorliebe: Sonstiges		N	Mittlerer Rang	Rangsumme
Musikalitätstest (insgesamt)		Ja	63	41,09	2588,50
		Nein	27	55,80	1506,50
		gesamt	90		

Statistik für Test[a]

	Musikalitätstest (insgesamt)
Mann-Whitney-U	572,500
Wilcoxon-W	2588,500
Z	-2,457
Asymptotische Signifikanz (2-seitig)	,014

14.2 Zusammenhänge zwischen Musikalität und auditiven Analyseergebnissen

Insgesamt konnten keine ausschlaggebenden Korrelationen zwischen den Musikalitätstestergebnissen und den auditiven Analyseergebnissen festgestellt werden. Es ergaben sich lediglich sehr geringe Korrelationen beim Spearman-Test bezüglich der Ergebnisse der auditiven Datenanalyse und einiger Ergebnisse des Fragebogens zur persönlichen Einschätzung der eigenen musikalischen Fähigkeiten. Im Kapitel 14.2.2 wurde der Mann-Whitney-Wilcoxon Test (U-Test) durchgeführt. Auch bei diesen Analysen wurden alle 90 Probanden und Probandinnen unabhängig ihrer Gruppenzugehörigkeit mit einbezogen.

14.2.1 Korrelationen bezüglich der Fragen 6, 7a, 7b (musikalische Fähigkeiten) und des auditiven Analyseergebnisses der Heiserkeit (Text)

Die folgenden Fragen des Fragebogens nach der persönlichen Einschätzung der musikalischen Fähigkeiten ergaben eine gegenläufige, aber geringe signifikante Korrelation (p=-0,023 und p=-0,039) mit den Ergebnissen des Merkmals Heiserkeit der auditiven Datenanalyse. Da der jeweilige Korrelationskoeffizient bei diesen Variablen einen etwas höheren Wert als 0,2 beträgt, ist der gegenläufige Zusammenhang zweifelhaft. Ebenso vage erscheint dieser, da es sich nicht um objektive Ergebnisse des Musikalitätstests handelt, sondern um die subjektive

Selbsteinschätzung der Probanden und Probandinnen. Somit ist das Ergebnis aufgrund der geringen Korrelation wenig aussagekräftig (vgl. Tab. 48).

Tab. 48: Spearman-Test - Heiserkeitsdifferenz und Fragen 6, 7a, 7b des Fragebogens

			Heiserkeitsdifferenz
Spearman-Rho	**Wie sicher und präzise können sie vorgegebene Töne nachsingen?**	Korrelationskoeffizient	-,218*
		Sig. (2-seitig)	,039
		N	90
	gesangliche Fähigkeit: **Tontreffvermögen**	Korrelationskoeffizient	-,240*
		Sig. (2-seitig)	,023
		N	90
	gesangliche Fähigkeit: **Tonhaltevermögen**	Korrelationskoeffizient	-,221*
		Sig. (2-seitig)	,036
		N	90

*. Die Korrelation ist auf dem 0,05 Niveau signifikant (zweiseitig).

14.2.2 Zusammenhänge bezüglich der Frage 10 (Chorerfahrungen) und des auditiven Analyseergebnisses der Heiserkeit (Text)

Bei der Korrelationsanalyse des Fragebogens und der Merkmale der auditiven Datenanalyse konnten Zusammenhänge in Bezug auf das Merkmal *Heiserkeit* festgestellt werden. Es zeigte sich, dass die erfolgten oder nicht erfolgten Chorerfahrungen zu signifikant unterschiedlichen Testergebnissen führten, demnach einen Einfluss auf die Heiserkeitsdifferenz der Vorher- und Nachher-Aufnahmen der Testpersonen hatten.

Ein größerer Mittelwert entspricht einer größeren Heiserkeitsdifferenz. Bei den 52 Probanden und Probandinnen mit Chorerfahrungen fand insgesamt eine größere Heiserkeitsdifferenz im Sinne einer Verringerung des Merkmals statt als bei den 38 Probanden und Probandinnen ohne Chorerfahrungen. Entgegen der Differenz der *Ja-Gruppe* (-0,23), bei welcher eine Stimmverbesserung erfolgte, liegt der Mittelwert der Heiserkeitsdifferenz bei der *Nein-Gruppe* im positiven Bereich (0,03) und spricht damit für eine geringe Stimmverschlechterung (vgl. Tab. 47). Es liegt eine Signifikanz von p=0,025 vor (vgl. Tab. 49a, 49b).

Aus diesen Ergebnissen kann die Schlussfolgerung gezogen werden, dass der funktionelle Nachvollzug der klassischen Gesangsstimme bei den Testpersonen mit Chorerfahrungen erfolgte, während er bei den Probanden und Probandinnen ohne Chorerfahrungen nicht erfolgte. Demnach bietet die persönliche Erfahrung des Singens im Chor vermutlich einen Vorteil für das funktionelle Nachempfinden der klassischen Gesangsstimme.

Tab. 49a: Mittelwerte - Heiserkeitsdifferenz und der Frage 10des Fragebogens

Bericht: Mittelwerte

Heiserkeitsdifferenz

Chorerfahrungen?		**Mittelwert**	N	Standardabweichung
	Ja	-,23	52	,581
	Nein	,03	38	,434
	Insgesamt	-,12	90	,537

Tab. 49b: Mann-Whitney-Test - Heiserkeitsdifferenz und der Frage 10 des Fragebogens

Mann-Whitney-Test

Ränge

	Chorerfahrungen?		N	Mittlerer Rang	Rangsumme
Heiserkeitsdifferenz		Ja	52	41,40	2153,00
		Nein	38	51,11	1942,00
		gesamt	90		

Statistik für Test[a]

	Heiserkeitsdifferenz
Mann-Whitney-U	775,000
Wilcoxon-W	2153,000
Z	-2,247
Asymptotische Signifikanz (2-seitig)	,025

14.3 Fazit zur Zusammenhangs- und Unterschiedsanalyse der vorliegenden Ergebnisse

Insgesamt lassen die Ergebnisse der Korrelations- und Unterschiedsanalyse darauf schließen, dass zwischen dem in der vorliegenden Untersuchung verwendeten Fragebogen zur persönlichen Einschätzung der eigenen Musikalität und dem Notendurchschnitt des Seashore-Tests für musikalische Begabung eine Korrelation besteht. Dies betrifft insbesondere den persönlichen Stellenwert und das Interesse an Musik allgemein sowie die Selbsteinschätzung eigener produktiver musikalischer Fähigkeiten (vgl. Kap.14.1.1, 14.1.2). Demnach bestehen Zusammenhänge zwischen der subjektiven Selbsteinschätzung und der objektiven Bewertung gewisser musikalischer Fähigkeiten. Daraus lässt sich schließen, dass sich die Probanden und Probandinnen realistisch und treffsicher einschätzen konnten.

Es zeigte sich außerdem, dass eigene aktive musikalische Erfahrungen wie Chorsingen, Gesangs- und Musikinstrumentenunterricht das Endergebnis des Musikalitätstests begünstigten, da die Testpersonen, welche diese Erfahrungen aufwiesen, eine insgesamt bessere Testbewertung erhielten als die übrigen Probanden und Probandinnen (vgl. Kap.14.1.3, 14.1.4, 14.1.5). Ebenso konnte festgestellt werden, dass bestimmte Musikvorlieben der Probanden und Probandinnen das Musikalitätstestergebnis (insgesamt) signifikant beeinflussten. Demnach schnitten die Testpersonen, welche als Musikvorliebe *Rock* angaben schlechter beim Test ab als die Personen ohne diese Vorliebe. Die Probanden und Probandinnen hingegen, welche klassische Musik bevorzugten, erhielten ein besseres Testergebnis als die Probanden und Probandinnen, welche die klassische Musik nicht als Musikvorliebe angaben. Daraus kann geschlossen werden, dass das Hören klassischer Musik förderlich, das Hören von Rockmusik weniger förderlich für auditive musikalische Fähigkeiten ist. Auch das Beschäftigen mit sonstiger spezieller Musik, welche im Fragebogen nicht explizit aufgeschlüsselt wurde, begünstigte das Ergebnis des Musikalitätstests (vgl. Kap.14.1.6, 14.1.7, 14.1.8).

In Bezug auf den funktionellen Nachvollzug der physiologischen Gesangsstimme und dessen Zusammenhänge zur Musikalität konnten nur wenige Parallelen gefunden werden. Demnach gibt es keine signifikanten Korrelationen zwischen den Ergebnissen des Seashore-Musikalitätstests und den Ergebnissen der auditiven oder akustischen Datenanalyse. Es wurde lediglich eine geringe Korrelation zwischen den Fragen des Fragebogens zur musikalischen Selbsteinschätzung und der signifikanten Heiserkeitsdifferenz (Merkmal 1 des RBH-plus-Systems) der auditiven Datenanalyse festgestellt (vgl. Kap.14.2.1). Diese Ergebnisse lassen jedoch aufgrund der geringen Korrelationswerte keinen großen Interpretationsspielraum zu.
Bei der Frage nach Chorerfahrungen hingegen sind deutlichere Zusammenhänge zur Heiserkeitsdifferenz festzustellen. Demnach begünstigten Chorerfahrungen der Testpersonen das funktionelle Nachempfinden der physiologischen Gesangsstimme im Sinne einer Stimmverbesserung. Die Heiserkeitsdifferenz bei den Personen ohne Chorerfahrungen wies eine geringe Zunahme des Stimmmerkmals und sprach damit für einen nicht erfolgten funktionellen Nachvollzug (vgl. Kap.14.2.2).

Vor dem Hintergrund dieser Erkenntnisse lässt sich schließen, dass Musikalität auf den funktionellen Nachvollzug der physiologischen Gesangsstimme Einfluss hat. Somit kann die Hypothese, dass Musikalität keine Rolle für das Nachempfinden der physiologischen Gesangsstimme spielt, nicht bestätigt werden. Aufgrund der sehr wenigen signifikanten Hinweise auf diese Erkenntnis ist dennoch anzunehmen, dass musikalische Fähigkeiten im Sinne von Erfahrung und Schulung den funktionellen Nachvollzug der klassischen Gesangsstimme zwar begünstigen, dennoch aber nicht Bedingung bzw. Voraussetzung für dieses Nachempfinden sind.

15. Ein neues Konzept für die Stimmtherapie: Stimmtherapie mit musikalischem Input (StmI)

Die positiven Ergebnisse der vorliegenden Untersuchung bilden die Grundlage für einen neuen Therapieansatz im Bereich der funktionellen Stimmstörungen. Dieser beinhaltet die Einbeziehung des funktionellen Nachvollzugs physiologischer Gesangsstimmen. Die Patienten und Patientinnen sollen sich somit eine physiologische Gesangsstimme bewusst zum Vorbild der eigenen Stimmgebung machen, ohne dabei die Imitation der vorgegebenen Stimme anzustreben. Im Folgenden wird der Aufbau des Stimmtherapiekonzepts dargestellt.

15.1 Diagnostik/Anamnese

Die erste Therapiesitzung soll die Diagnostik des Patienten bzw. der Patientin beinhalten. Sie erfolgt nach dem Stimmbeurteilungssystem „RBH plus" nach Anders (2000, 21-28) mit dem Zusatzpunkt 15. *allgemeiner sprecherischer bzw. sängerischer Eindruck* (vgl. Kap.12.1). Dazu sollen Stimmaufnahmen in der Spontansprache, im Textlesen („Der Nordwind und die Sonne", siehe Anhang) sowie im Liedsingen (nach Wahl) durchgeführt werden. Während der Aufnahme werden erste Auffälligkeiten notiert und im anschließenden Auswerten der Aufnahmen vervollständigt. Hörstörungen und organische Stimmstörungen sollten im Vorfeld durch ärztliche Untersuchungen (HNO, Phoniatrie) ausgeschlossen werden, da das Stimmtherapiekonzept für Patienten und Patientinnen mit Hörstörungen nicht geeignet wäre.

15.2 Auswahl des Musik- und Gesangsstils

In der zweiten Therapiesitzung wird dem Patienten bzw. der Patientin eine Auswahl von vier bis fünf verschiedenen physiologischen Gesangsstimmen geboten und vorgespielt. Diese unterscheiden sich im Musik- und Gesangsstil, um in einem Fall die Musik- und Gesangsvorliebe der Patienten und Patientinnen zu treffen. Obwohl die physiologische Gesangsstimme nicht zwingend auf die zu therapierende Person abgestimmt sein muss, könnten eine mögliche Identifikation mit der vorgegebenen Stimme und das Mögen dieser Stimme für den Erfolg der Therapie förderlich sein.

Als Musik- und Gesangsstil eignen sich somit vermutlich nicht nur physiologische Gesangsstimmen der klassischen Musik, sondern auch die anderer Musikrichtungen, welche einen ruhigen und harmonischen Musikcharakter sowie eine weiche und physiologische Gesangsart beinhalten. Bei den Musikstücken sollten lyrischer Operngesang, physiologischer Wechselgesang der Brust- und Kopfstimme als auch physiologischer Gesang im Brustregister vertreten sein. Folgende Beispiele sind als Vorschläge zu betrachten, welche im Rahmen der Therapie-Testphase auf ihre Funktionen und Erfolge geprüft werden sollten:

- *Peter Schreier*, dessen klassische Tenorstimme in der vorliegenden Untersuchung verwendet wurde, eignet sich besonders für den funktionellen Nachvollzug der physiologischen Gesangsstimme. Seine Gesangsstimme ist durch einen lyrischen leichten und klaren Klang gekennzeichnet. Bei der Auswahl der Lieder sollte auf ruhige und leichte Musikbegleitung geachtet werden. Daher sind die in der Untersuchung verwendeten Lieder von Schumann und Kreutzer gut geeignet.

- *Max Raabe* zeichnet sich durch eine sanfte, resonanzreiche, leichte und lockere Gesangs- und Sprechstimme aus. Er wendet beim Gesang teilweise den klassischen Gesangsstil und teilweise einen Gesangsstil nahe seiner Sprechstimme an, ohne dass die Übergänge bruchartig auffallen. Auch der Musikstil der gesungenen Lieder enthält einen lockeren, ruhigen, teils melancholischen, teils fröhlichen Charakter. Der Vorteil dieser Gesangsstimme liegt im nahen Bezug zur Sprechstimme, da er eine hohe Identifikationsmöglichkeit für Patienten und Patientinnen mit wenig oder keinen Gesangserfahrungen bieten könnte.

- *Montserrat Caballé* ist eine italienische Opernsängerin, die sich durch eine lyrische Sopranstimme auszeichnet. Ihre klangvolle Gesangsstimme könnte den funktionellen Nachvollzug bei Patienten und Patientinnen mit eigenen klassischen Gesangserfahrungen begünstigen. Bei der Auswahl der Arien und Lieder sollte auch hier auf einen leichten, nicht zu dramatischen Musikstil mit wenig Instrumentenbegleitung geachtet werden.

- *Nicole Kidman* ist als Hollywood-Schauspielerin bekannt und besitzt eine natürliche physiologische Gesangsstimme, welche sich durch einen klaren leichten und resonanzreichen Stimmklang auszeichnet. Ihre Gesangsstimme, die der Sprechstimme nahe kommt, könnte bei Frauen den funktionellen Nachvollzug begünstigen, sofern sich diese mit ihr identifizieren bzw. Gefallen an ihr finden können.

- *Elton John* ist als Popsänger in den USA bekannt. Seine Stimme zeichnet sich durch einen vollen klaren Stimmklang aus, der sich ebenfalls nahe an seiner Sprechstimme orientiert. Dieses Stimmvorbild könnte für männliche Stimmpatienten geeignet sein, die wenig oder keine Hörerfahrungen mit klassischen Gesangsstimmen haben und sich eher mit dieser Gesangsart identifizieren können.

- *Sonstige Sänger und Sängerinnen*: Während der Testphase des neuen Therapiekonzepts werden weitere physiologische Gesangsstimmen in Betracht gezogen. Ebenso können von den Patienten und Patientinnen Vorschläge zu geeigneten Stimmen gemacht werden. Diese sollten dann auf ihre physiologischen Merkmale überprüft und ggf. angewendet werden.

Die Patienten und Patientinnen sollen als Hilfestellung für Ihre Entscheidung einen Fragebogen bekommen, um die passende Musikwahl treffen zu können. Dieser soll die Funktion haben, sowohl die individuellen Musikvorlieben der Patienten und Patientinnen zu ermitteln, als auch zu erreichen, dass sich die betreffende Person intensiv mit ihrem persönlichen Umgang mit Musik auseinandersetzt. Dadurch kann gewährleistet werden, dass eine passende physiologische Gesangsstimme ausgewählt und verwendet wird. Die Auswertung des Fragebogens bzw. die Auswahl der physiologischen Gesangsstimme sollte individuell und mit dem Therapeuten bzw. der Therapeutin zusammen erfolgen. Dieser bzw. diese hat die Aufgabe, durch kompetente Beratung und das Austesten des bestmöglichen funktionellen Nachvollzugs der Stimmen mitzuentscheiden. Ein weiteres Ziel des Fragebogens ist es, dass die Patienten und Patientinnen im Laufe der Therapie ein Gespür für den funktionellen Nachvollzug von Stimmen im Alltag bzw. beim bewussten Musikhören bekommen, um u.a. selbst entscheiden zu können, welcher Stimmklang einen positiven oder auch negativen Effekt auf die eigene Stimmgebung haben könnte. Durch das intensive Auseinandersetzen mit anderen Stimmen und deren Wirkung bzw. Einfluss auf die eigene Stimme wäre es möglich, dass sich die Therapieerfolgschancen erhöhen.

Der folgende Fragebogen ist angelehnt an den Fragebogen zur persönlichen Einschätzung der eigenen Musikalität und als theoretischer Entwurf zu betrachten, da er erst in der praktischen Anwendung mit den Patienten und Patientinnen ggf. konkreter konzipiert und korrigiert werden kann. Daher sind die Kategorien *Sonstiges* mit individuellen Vorlieben bzw. mit neuen vom Therapeuten als sinnvoll erachteten Beispielen zu gegebener Zeit auszufüllen.

Fragebogen zur Ermittlung der geeigneten physiologischen Gesangsstimme

Name: ……………………………Geschlecht: ………………..Alter: ………

1) Wie gerne hören sie Musik?

	1	2	3	4	5	6	7	
sehr ungern								sehr gern

2) Wie häufig hören sie Musik?

	1	2	3	4	5	6	7	
sehr selten								sehr häufig

3) Wie wichtig ist ihnen Musik?

	1	2	3	4	5	6	7	
sehr unwichtig								sehr wichtig

4) Wie sehr mögen sie klassischen Gesang?

	1	2	3	4	5	6	7	
sehr ungern								sehr gern

5) Wie häufig hören sie klassischen Gesang?

	1	2	3	4	5	6	7	
nie								sehr häufig

6) Wie häufig besuchen sie die Oper bzw. klassische Chor- oder Gesangsaufführungen?

	1	2	3	4	5	6	7	
nie								sehr häufig

7) Wie häufig besuchen sie sonstige Konzertaufführungen mit Gesang (z.B. Musicals, Band-, Jazz-Konzerte etc…)?

	1	2	3	4	5	6	7	
nie								sehr häufig

8) Haben sie schon einmal in einem Chor gesungen oder singen sie zurzeit in einem Chor? Wenn zutreffend, wie lange?

Ja	**Nein**

9) Haben sie schon einmal Gesangsunterricht bekommen oder erhalten sie zur Zeit Gesangsunterricht? Wenn zutreffend, wie lange?

Ja	**Nein**

10) Spielen Sie ein bzw. mehrere Musikinstrument(e)? Wenn zutreffend, welche(s) und wie lange hatten sie Unterricht?

Ja	**Nein**

11) Welche Art von Musik hören Sie gerne?

____

____

____

____

12) Wie gerne mögen sie die Gesangsstile folgender Musikrichtungen?

	1	**2**	**3**	**4**	**5**	**6**	**7**	
sehr ungern								sehr gern
Musical								
Blues/Jazz								
Chanson								
Klassik								
Pop								
Sonstiges								

13) Welche Gesangsstimmen hören Sie gerne (Personen)?

____

____

____

____

14) Wie sehr gefallen ihnen die vorgespielten Gesangsstimmen?

	1	2	3	4	5	6	7	
überhaupt nicht								sehr stark
Schreier								
Raabe								
Caballé								
Kidman								
John								
Sonstiges								

15) Wie empfinden sie die vorgespielten Gesangsstimmen (nach)?

	1	2	3	4	5	6	7	
sehr unangenehm								sehr ange-nehm
Schreier								
Raabe								
Caballé								
Kidman								
John								
Sonstiges								

16) Wie sehr können sie sich mit den vorgespielten Gesangsstimmen identifizieren?

	1	2	3	4	5	6	7	
überhaupt nicht								sehr stark
Schreier								
Raabe								
Caballé								
Kidman								
John								
Sonstiges								

15.3 Wahrnehmung und Entspannung

Während der dritten Therapiesitzung, welche aufgrund des Zeitaufwandes aus zwei Therapieeinheiten, demnach einer Doppelstunde bestehen sollte, sitzt die zu therapierende Person in einem bequemen Sessel, um sich körperlich zu entspannen. Zunächst soll er/sie beschreiben, wie sich einzelne Körperpartien, insbesondere der Kehlkopf anfühlen, wo Missempfindungen und Verspannungen zu spüren sind und wie die eigene Stimme eingeschätzt und empfunden wird.
Um den Patienten und Patientinnen diese Beschreibungen zu erleichtern, können entsprechende Items des Fragebogens *Voice Handicap Index* verwendet werden. Dieser besteht aus 30 Fragen, welche den funktionellen, physischen und emotionalen Umgang mit der eigenen Stimme betreffen. Die Fragen sollen auf einer Skala von 0 (trifft nie zu) bis 4 (trifft immer zu) beantwortet werden. „Für jede Kategorie kann ein Patient 40 Handicap-Punkte erreichen, insgesamt also 120. Normal sind Werte unter 30, pathologisch auffällig oberhalb von 80“ (Wendler et al. 2005, 135).

Anschließend erfolgt ein Entspannungsprogramm von 15 bis 20 Minuten, welches aus Übungen der *Konzentrativen Entspannung* und der *progressiven Muskelrelaxation nach Jacobson* besteht (vgl. Kap.5.3.1). Diese Übungen sollten im weiteren Verlauf der Therapie individuell nach den Bedürfnissen und Erfolgen der Patienten und Patientinnen abgesprochen und angepasst werden. Die Entspannung kann im Liegen auf einer Matte oder im Sitzen auf einem Sessel erfolgen.

Entspannungskonzept-Instruktionen:

1. Zunächst soll die zu therapierende Person eine bequeme Position im Liegen oder Sitzen einnehmen.
2. Sie wird angewiesen, sich auf den Körper zu konzentrieren durch Erspüren:
    - der Atmung,
    - der Abstände zur Unterlage,
    - von Verspannungen.
3. Weiterhin wird ihr gesagt, sie solle Festes loslassen und sich vorstellen, in die Matte bzw. den Sessel einzusinken.
4. Sie soll in den folgenden Instruktionen ihre Gliedmaßen genau erspüren, anspannen und entspannen (von den Händen über die Füße bis zum Kopf.).

Beispiel: Hände erspüren:

- *Wie liegen sie da?*
- *Sind sie fest oder locker?*
- *Spannen sie die rechte Hand an und lassen sie diese nach einigen Sekunden wieder locker. Noch einmal spannen sie die rechte Hand an*

und lassen sie dann wieder locker. Vergleichen sie nun ihre rechte Hand mit ihrer linken. Spüren sie einen Unterschied? Nun spannen sie ihre linke Hand an, um sie wenig später wieder zu entspannen. Noch einmal spannen sie die linke Hand an und lassen sie dann wieder locker. Beide Hände liegen nun schwer auf der Unterlage. Sie spüren, wie sie völlig entspannt sind.

Beispiel: Erspüren des Kopfes:
Die zu therapierende Person wird aufgefordert, in gleicher Weise nach und nach Lippen, Zunge, Kiefer, Augen, Stirn und Nase an- und zu entspannen.

5. Dann soll sich auf Kehlkopf und Atmungswege konzentriert und durch Gähnen eine Weite in den Ansatzräumen hergestellt werden.
6. Anschließend werden der betreffenden Person Fragen gestellt, die diese aber nicht laut beantworten muss:
   - *Was fühlt sich anders an als vorher?*
   - *Wo sind Entspannungen zu spüren?*
   - *Wo sind immer noch Verspannungen zu spüren?*
7. Schließlich beginnt ein langsames Herausführen aus der Entspannung durch:
   - Wahrnehmen des Raumes,
   - Öffnen der Augen,
   - Strecken und Dehnen des Körpers,
   - Gähnen.
8. Im Dialog zwischen Therapeut bzw. Therapeutin und Patient bzw. Patientin werden anschließend Erfahrungen und Erkenntnisse ausgetauscht und ausgewertet. Das Konzept sollte für die nächste Sitzung ggf. individuell ausgebessert bzw. verändert werden.

Im Anschluss an die Entspannung werden dem Patienten bzw. der Patientin zwei bis drei Lieder der ausgewählten Musik- und Gesangsrichtung vorgespielt, während dieser bzw. diese weiterhin in der Entspannungshaltung bleibt. In weiteren Therapiesitzungen sollen die Entspannungsübungen von der entsprechenden Musik begleitet werden und diese bis 10 Minuten nach Abschluss der Übungseinheiten wiederholt und ausgespielt werden.

15.4 Nachher-Aufnahmen und Auswertung

Unmittelbar nach der Entspannungs- und Wahrnehmungssitzung erfolgt eine Nachher-Aufnahme (Spontansprache, Text, Lied), um mögliche Stimmveränderungen durch den erfolgten funktionellen Nachvollzug der wahrgenommenen Gesangsstimme feststellen und festhalten zu können. Außerdem wird ein ausführlicher Fragebogen zur Wahrnehmung von Kehlkopf, Ansatzrohr, Atmung, Haltung, zur körperlichen Befindlichkeit und eigener Stimme durchgeführt. Dieser Fragebogen wird im Folgenden dargestellt. Er soll im Laufe der Evaluierung des Stimmtherapiekonzepts durch Erfahrungen und Erkenntnisse mit den Patienten und Patientinnen weiter entwickelt und ausgearbeitet werden.

Fragebogen zur körperlichen Befindlichkeit nach der Entspannungseinheit

1. Wie gut konnte ich mich während der Entspannungseinheit auf meinen Körper konzentrieren?

	1	2	3	4	5	6	7	
gar nicht								sehr gut

2. Wie gut konnte ich Anspannungen lösen?

	1	2	3	4	5	6	7	
gar nicht								sehr gut

3. Wie entspannt fühlt sich mein Kehlkopf an?

	1	2	3	4	5	6	7	
gar nicht entspannt								sehr entspannt

4. Wie entspannt fühle ich mich allgemein?

	1	2	3	4	5	6	7	
gar nicht entspannt								sehr entspannt

5. Wie fühle ich mich stimmlich nach der Entspannungseinheit?

	1	2	3	4	5	6	7	
gar nicht entspannt								sehr entspannt

6. Was hat mich während der Entspannungseinheit gestört (z.B. Musik, Instruktionen, Ablenkung etc.)?

7. **Was hat mir beim Entspannen geholfen?**

---

8. **Was wünsche ich mir für die nächste Entspannungseinheit?**

15.5 Durchführung von Stimmtherapieübungen

Der Schwerpunkt des Therapiekonzepts liegt auf dem funktionellen Nachvollzug der physiologischen Gesangsstimme. Zusätzlich sollen ebenso Übungen zu Haltung, Atmung, Lockerung von Körper, Kiefer, Zunge, Lippen etc. durchgeführt werden. Je nach Art der funktionellen Stimmstörung werden somit therapeutische Interventionen individuell ausgesucht und angewendet.

15.6 Instruktionen für Zuhause

Am Ende der doppelstündigen Therapiesitzung soll den Patienten und Patientinnen die von ihnen jeweils ausgewählte Musik in Form einer CD mitgegeben werden. Sie werden angewiesen, diese so häufig und regelmäßig wie möglich zu hören. Das sollte täglich morgens vor oder nach dem Aufstehen, in der täglichen Mittagspause und abends beim Entspannen im Sessel oder beim Liegen im Bett erfolgen. Dabei ist darauf zu achten, dass die hörende Person eine sitzende oder liegende Haltung einnimmt und bewusst auf Entspannen des Körpers konzentriert ist.

15.7 Ablauf weiterer Therapiesitzungen

Die Therapie sollte möglichst zweimal pro Woche stattfinden und ab der dritten Einheit im Rahmen einer Doppelstunde (1 ½ Stunden) erfolgen. Da ein Rezept zur Stimmtherapie in der Regel 10 Therapiestunden beinhaltet, wäre es nach diesem Zeitrahmen innerhalb von drei bis vier Wochen abgeschlossen. Die Therapie sollte durch ein Folgerezept weitere 10 Therapieeinheiten beinhalten, so dass insgesamt 20 Therapieeinheiten im Zeitraum von sechs bis acht Wochen durchgeführt werden können. In der Abschlusssitzung sollte nochmals eine Aufnahme der Patientenstimme (Spontansprache, Text, Lied) durchgeführt werden, um erneut eine Stimmbeurteilung mit Hilfe des „RBH plus“-Systems nach Anders (vgl.2000, 21-28) durchzuführen.

15.8 Evaluierung des Stimmtherapiekonzepts StmI

In weiteren Forschungsschritten soll das in der vorliegenden Arbeit erstellte Therapiekonzept für funktionelle Stimmstörungen im Hinblick auf seine Effektivität überprüft werden. Dabei stehen besonders die Langzeiteffekte im Vordergrund. Daher ist es notwendig im Rahmen weiterer Forschungsarbeit das Therapiekonzept bei Probanden und Probandinnen mit funktionellen Stimmstörungen anzuwenden und auszutesten. Die Therapie soll über den Zeitraum von sechs bis acht Wochen an zwei Probandengruppen angewendet werden. Beide Gruppen bestehen aus Patienten und Patientinnen, bei denen eine funktionelle Stimmstörung diagnostiziert wurde. Während bei der einen Gruppe das Therapiekonzept mit Einbeziehung des funktionellen Nachvollzugs der physiologischen Gesangsstimme angewendet wird, soll die Intervention des funktionellen Nachvollzugs bei der anderen Probandengruppe ausgelassen werden.

Somit kann herausgefunden werden, ob und inwieweit es Unterschiede bzw. Gemeinsamkeiten in den Therapieverläufen und –Ergebnissen gibt. Dabei sind nicht nur die Auswertung direkt nach Therapieende ausschlaggebend, sondern vielmehr auch die Langzeiteffekte bei den Patienten und Patientinnen. Nach Therapieende sollte die Probandengruppe, bei welcher der funktionelle Nachvollzug mit einbezogen wurde, angewiesen werden, weiterhin die von ihnen ausgewählte Musik regelmäßig zu hören. Die andere Probandengruppe bekommt keine Anweisungen. Nach jeweils drei Monaten und anschließend nach 9 Monaten soll jeweils mit den Probanden und Probandinnen beider Gruppen nochmals ein Fragebogen zum Umgang mit der eigenen Stimme (z.B. Handicap Voice Index) und zur Durchführung der Instruktionen für Zuhause (z.B. konsequentes Anwenden etc.) sowie ein Stimmstatus durchgeführt werden. Somit kann herausgefunden werden, welche Therapieerfolge langfristig erreicht worden sind und welche Schlüsse daraus gezogen werden können.

16. Zusammenfassung/Ausblick

Insgesamt kann ein positives Resümee gezogen werden. Der funktionelle Nachvollzug der physiologischen Gesangsstimme (klassischer Tenor) ist, den Ergebnissen der auditiven und akustischen Datenanalyse nach zu urteilen, erfolgt. Die Veränderungen bei den Stimmmerkmalen sprechen für eine Stimmverbesserung bei den Probanden und Probandinnen. Dies bezieht sich auf alle Gruppen. Der Vorgang des funktionellen Nachvollzugs konnte somit nachgewiesen werden. Es spricht Vieles dafür, dass er im Sinne des Carpenter-Effekts funktioniert. Höchstwahrscheinlich spielen auch die Funktionen der Spiegelneurone im menschlichen Gehirn dabei eine wesentliche Rolle. Um einen neurologischen Beweis des funktionellen Nachvollzugs der physiologischen Gesangsstimme bei einem Menschen zu erbringen, könnte im Rahmen weiterer Forschung (z.B. in Form einer MRT-Studie) die Funktion der Spiegelneurone während des Vorgangs untersucht werden. Durch die Aufzeichnung der Neuronenaktivitäten könnte ergründet werden, welche Voraussetzungen eine Person für die Wirkung des funktionellen Nachvollzugs der physiologischen Gesangsstimme erbringen muss. Dabei sollte die Frage, ob eine Person besondere psychologische oder intellektuelle Erfahrungen bzw. Fähigkeiten mitbringen oder ob insgesamt eine bestimmte Anzahl von Spiegelneuronen im menschlichen Gehirn vorhanden sein muss, im Vordergrund stehen.

Im Vergleich der subjektiven und objektiven Einschätzung musikalischer Fähigkeiten ergaben sich wesentliche Zusammenhänge. Durch die Ergebnisse der Korrelationsanalyse konnte die Annahme bestätigt werden, dass die Personen mit musikalischen Kenntnissen und Fähigkeiten wie Chorerfahrungen und Hörgewohnheiten klassischer Musik insgesamt bessere Ergebnisse im Seashore-Test für musikalische Begabung erzielen konnten als Personen ohne diese Erfahrungen. Folglich gilt: Je mehr musikalische Vorbildung ein Mensch innehat, desto ausgeprägter ist sein musikalisches Diskriminations- und Hörvermögen.

Aussagekräftige Zusammenhänge zwischen funktionellem Nachvollzug und musikalischen Fähigkeiten konnten nur geringfügig festgestellt werden. Es wurde eine geringe Korrelation zwischen der musikalischen Selbsteinschätzung der Testpersonen und der signifikanten Verbesserung des Stimmmerkmals Heiserkeit festgestellt. Da sich keine weiteren Zusammenhänge zwischen den Ergebnissen des Musikalitätstests und dem erfolgten funktionellen Nachvollzug der physiologischen Gesangsstimme ergaben, konnte die Hypothese, dass musikalische Fähigkeiten und Erfahrungen keine notwendige Voraussetzung für den Erfolg der Untersuchung bilden, bestätigt werden. Dennoch wird aufgrund der Ergebnisse darauf hingewiesen, dass musikalische Erfahrungen von Vorteil sein können. Somit bietet das vorliegende Therapiekonzept eine neue Möglichkeit, die schlechte Therapieprognose bei unmusikalischen Patienten und Patientinnen mit einer funktionellen Stimmstörung zu verbessern.

Im Rahmen weiterer Forschung sollte das neu entworfene Therapiekonzept getestet und evaluiert werden. Eine geringe Anzahl an Patienten und Patientinnen sollte mit insgesamt 20 Therapiestunden über den Zeitraum von etwa 10 Wochen anhand des neuen Therapiekonzepts behandelt werden. Dabei sollten auch die in das Konzept integrierten Fragebögen (vgl. Kap.15.2/15.4) im Laufe der Behandlungserfahrungen und –erfolge erweitert und präzisiert werden. Ebenso sollten die Möglichkeiten der physiologischen Gesangstimme weiter untersucht und neben der klassischen Gesangsstimme und den vorgeschlagenen Gesangsstimmen aus anderen Musikbereichen mit weiteren physiologischen Gesangsstilen angereichert werden. Dabei ist zu prüfen, ob und welche Gesangsstimmen, die der Sprechstimme ähnlicher als die klassische Gesangsstimme sind, einen funktionellen Nachvollzug begünstigen. Dadurch kann der zu therapierenden Person die Möglichkeit geboten werden, eine physiologische Gesangsstimme nach persönlichen Vorlieben und eigener Identifikation auszuwählen, um folglich einen größtmöglichen Therapieerfolg zu erreichen.

Insgesamt soll dieses Therapiekonzept nicht nur bei Patienten und Patientinnen mit funktionellen Stimmstörungen in der logopädischen Praxis angewandt werden, sondern auch für Personen im Sprecherziehungs- und Gesangsunterricht sowie in Arbeitseinrichtungen von Berufen mit hoher Sprechbelastung (z.B. Call Center, Schulen etc.) nützlich sein.

17. Literaturverzeichnis

Aderhold, Egon / Wolf, Edith (2002): Sprecherzieherisches Übungsbuch, 13. Auflage. Henschel Verlag Berlin.

Anders, Lutz- Christian (2000): Klassifizierungssysteme zur Stimmklangbewertung in der Klinischen Praxis. In: Geissner, H. K. (Hrsg.): Stimmen hören. 2. Stuttgarter Stimmtage 1998. Akademie für gesprochenes Wort. Röhrig Verlag St. Ingbert, 21 – 28.

Anders, Lutz-Christian (2003): Wo finden wir die akustischen Merkmale einer Stimmstörung im Schallspektrum? Erläuterungen zum Parameter „Spektrale Intensitätsdifferenz". In: Anders, Lutz-Christian / Hirschfeld, U. (Hrsg): Hallesche Schriften zur Sprechwissenschaft und Phonetik Band 12. Sprechsprachliche Kommunikation. Frankfurt a. M: Peter Lang, 21-30.

Asanger, R./Wenninger, G. (1988): Handwörterbuch der Psychologie, 4. Auflage. München u.a.: Psychologie-Verlag.-Union.

Bauer, J. (2005): Warum ich fühle, was du fühlst – Intuitive Kommunikation und das Geheimnis der Spiegelneurone. Hamburg: Hoffmann und Campe.

Berger, R. (2000): Phoniatrische Kompetenz bei der Beurteilung stimmlicher Leistung. In: Geissner, H. K. (Hrsg.): Stimmen hören – 2. Stuttgarter Stimmtage 1998. St. Ingbert: Röhrig, 147-150.

Bergauer, U.G. (1998): Praxis der Stimmtherapie. Berlin u.a.: Springer.

Bischof-Köhler, D. (1993): Spiegelbild und Empathie. Bern u.a.: Huber.

Böhme, G. (2003): Sprach-, Sprech-, Stimm- und Schluckstörungen. Band 1 Klinik. 4. Auflage. München u.a.: Urban & Fischer.

Brock, H. (1985): Musik hören – Musik erleben. Berlin: Volk und Wissen.

Bühl, A. (2010): PASW 18. Einführung in die moderne Datenanalyse, 12. Auflage, München: Pearson Studium.

Burmeister, H.-P. (2005): Der menschliche Gesang. In: Burmeister, H.-P. (Hrsg.): Der menschliche Gesang. Loccumer Protokolle 51/03. Rehburg-Loccum: Evangelische Akademie Loccum, 26-29.

Butsch, Ch. / Fischer, H. (1966): Seashore-Test für musikalische Begabung. Testanweisung. Bern u.a.: Huber.

Coblenzer, H./Muhar, F. (2006): Atem und Stimme. Anleitung zum guten Sprechen. 17. Auflage. Wien: Österreichischer Bundesverlag.

Darwin, Ch. (1974): The Expression of the Emotions in Man and Animals. 5. Auflage. Chicago: University of Chicago Press. (1. Veröffentlichung 1872).

Dietzel, G. (2000): Der individuelle Stimmklang als heilendes Medium. Sonologie nach dem Nada Brahma System. In: Geissner, H. K. (Hrsg.): Stimmen hören. 2. Stuttgarter Stimmtage 1998. Akademie für gesprochenes Wort. St. Ingbert.: Röhrig, 163-164.

Dorsch, F. (1994): Psychologisches Wörterbuch. 12. Auflage. Bern: Huber.

Ekmann, P. (1973): Crosscultural studies of facial expressions. In: Ekman, P. (Ed.): Darwin and facial expressions. New York: Academic Press, 169-222.

Faltin, R.(2000): Wirkung der Ansatzräume auf Tonhöhe und Register beim klassischen Singen. In: Geissner, H. K. (Hrsg.): Stimmen hören. 2. Stuttgarter Stimmtage 1998. Akademie für gesprochenes Wort. St. Ingbert.: Röhrig, 165-166.

Feldenkrais, M. (1996): Bewusstheit durch Bewegung. Frankfurt a.M.: Suhrkamp.

Fernau-Horn, H. (1955/1956): Prinzip der Weitung und Federung in der Stimmtherapie. In: HNO 5:365.

Fraisse, P. (1985): Psychologie der Zeit. Konditionierung Wahrnehmung Kontrolle Zeitschätzung Zeitbegriff. München u.a.: Reinhardt.
Gaschler, K. (2006): Die Entdeckung des Anderen. In: Gehirn und Geist. Heft 10/2006. Heidelberg: Spektrum der Wissenschaft Verlagsgesellschaft mbH, 26 – 33.
Gassner, B. (2006): Empathie in der Pädagogik. Theorien, Implikationen, Bedeutung, Umsetzung. Diss. Universität Heidelberg. (Mskr.).
Gembris, H. (1987): Musikalische Fähigkeiten und ihre Entwicklung. In: De la Motte-Haber, H. (Hrsg.): Psychologische Grundlagen des Musiklernens- Handbuch der Musikpädagogik Band 4. Kassel: Bärenreiter, 116-185.
Geissner, H.K. (1988): Sprechwissenschaft. Theorie der mündlichen Kommunikation. 2. Auflage. Frankfurt/M: Scriptor.
Goldhan, W. (2000): Die Stimme – psychogen gehört. Ein Beitrag zum „Hören mit dem dritten Ohr". In: Geissner, H. K. (Hrsg.): Stimmen hören. 2. Stuttgarter Stimmtage 1998. Akademie für gesprochenes Wort. St. Ingbert.: Röhrig, 173-179.
Gordon, E. (1986): Musikalische Begabung. Beschaffenheit, Beschreibung, Messung und Bewertung. Mainz u.a.: Schott.
Gruhn, W. (1992): Wahrnehmen und Verstehen. In: Kaiser, H.J. (Hrsg.): Musikalische Erfah rung. Wahrnehmen, Erkennen, Aneignen. Essen: Die Blaue Eule, 44-51.
Hammer, Sabine S. (2007): Stimmtherapie mit Erwachsenen. Was Stimmtherapeuten wissen sollten. 3. Auflage. Heidelberg: Springer.
Hammer, Sabine S. (2009): Stimmtherapie mit Erwachsenen. Was Stimmtherapeuten wissen sollten. 4. Auflage. Heidelberg: Springer.
Haring, C. (1995): Einführung in die Hypnosetherapie. Stuttgart: Ferdinand Enke-Verlag.
Harriers, J. (1992): Musikerleben als Herausforderung. Erfahrungen mit Musik diesseits und jenseits von Trends und Theorien. In: Kaiser, H.J. (Hrsg.): Musikalische Erfahrung. Wahrnehmen, Erkennen, Aneignen. Essen: Die Blaue Eule, 66-82.
Haselbach, B. (1997): Zur elementaren Erfahrung leib-haften Musizierens. In: Pütz, W. (Hrsg.): Musik und Körper. Band 11. Essen: Die Blaue Eule, 83-86.
Hoffman, M.L. (1982): Development of prosocial motivation: Empathy and guilt. In: Eisenberg, N. (Ed.): The development of prosocial behaviour. New York: Academic Press, 281-338.
Husler, F./ Rodd-Marling (1965): Singen. Die physische Natur des Stimmorganes. Anleitung zum Aufschließen der Singstimme. Mainz u.a.: Schott.
Jacobson, E. (1999): Entspannung als Therapie. Progressive Muskelrelaxation in Theorie und Praxis. 4. Auflage. München: Pfeiffer.
Jost, E. (1982): Sozialpsychologische Dimensionen des musikalischen Geschmacks. In: Dahlhaus, C./De la Motte-Haber, H. (Hrsg.): Neues Handbuch der Musikwissenschaft. Band 10: Systematische Musikwissenschaft. Wiesbaden: Akad. Verl.-Ges. Athenaion; Laaber
Jourdain, R. (1998): Das wohltemperierte Gehirn. Wie Musik im Kopf entsteht und wirkt. Heidelberg u.a.: Spektrum, Akad. Verlag.
Karst, K. (2000a): Das Ohr. Eine Erkundung. Klangbeispiele und Hörerfahrungen. In: Geissner, H. K. (Hrsg.): Stimmen hören. 2. Stuttgarter Stimmtage 1998. Akademie für gesprochenes Wort. St. Ingbert.: Röhrig, 197.
Karst, K. (2000b): Schule des Hörens: Lernziel Sinneskompetenz. In: Geissner, H. K. (Hrsg.): Stimmen hören. 2. Stuttgarter Stimmtage 1998. Akademie für gesprochenes Wort. St. Ingbert.: Röhrig, 191-196.

Klausmeier, F. (1992): Belcanto & Popgesang. In: Kaiser, H.J. (Hrsg.). Musikalische Erfahrung. Wahrnehmen, Erkennen, Aneignen. Essen: Die Blaue Eule, 295-310. Kloppenburg, J. (1987): Soziale Determinanten des Musikgeschmacks Jugendlicher. In: De la Motte- Haber, H. (Hrsg.): Psychologische Grundlagen des Musiklernens- Handbuch der Musikpädagogik Band 4. Kassel: Bärenreiter, 186-220.

Krech, H. (2011): Beiträge zur Sprechwissenschaft I. Ausgewählte Schriften zur Therapie von Stimm-, Sprech-, Sprach- und Atmungsstörungen. In: Krech, E.-M. (Hrsg.): Hallesche Schriften zur Sprechwissenschaft und Phonetik. Band 36. Frankfurt a.M. (u.a.): Peter Lang.

Kunze, J. (2005): Stimme und Hörvermögen. Physische und seelische Gesundheit.Voraussetzung der Tomatis-Methode. In: Burmeister, H.-P. (Hrsg.): Der menschliche Gesang. Loccumer Protokolle 51/03. Rehburg-Loccum: Evangelische Akademie Loccum.

Kutschera, F. (1998): Ästhetik. Berlin: de Gruyter.

Lipps, Th. (1907): Das Wissen von fremden Ichen. In: Lipps, Th. (Hrsg.): Psychologische Untersuchungen. Leipzig: Engelmann, 694-722.

Matthies, K. (1988): Schönheit, Nachahmung, Läuterung. Drei Grundkategorien für ästhetische Erziehung. Frankfurt a.M. u.a.: Peter Lang GmbH.

Matzker, R. (1991): Einfühlung. Edith Stein und die Phänomenologie. Bern u.a.: Lang.

Meyers Lexikon-Redaktion (1996): Meyers Grosses Hand-Lexikon. 18. Auflage. Mannheim u.a.: Meyers Lexikonverlag.

Müller, R. (1992): Musikalische Erfahrung als soziale Erfahrung. Aspekte soziokultureller Musikpädagogik. In: Kaiser, H.J. (Hrsg.): Musikalische Erfahrung. Wahrnehmen, Erkennen, Aneignen. Band 11. Essen: Die Blaue Eule, 52-63.

Nauck-Börner, C. (1987): Wahrnehmung und Gedächtnis. In: De la Motte- Haber, H. (Hrsg.): Psychologische Grundlagen des Musiklernens- Handbuch der Musikpädagogik Band 4. Kassel: Bärenreiter, 13-115.

Nawka, T./Evans, R. (2003): Stimmstatus und Dysphonie Schweregrad Index (DSI) – Diagnostische Möglichkeiten bei Stimmstörungen. In: Anders, Lutz-Christian./Hirschfeld, U. (Hrsg): Hallesche Schriften zur Sprechwissenschaft und Phonetik Band 12. Sprechsprachliche Kommunikation. Frankfurt a.M: Peter Lang, 221-229.

Nawka, T./Wirth, G. (2008): Stimmstörungen. Für Ärzte, Logopäden, Sprachheilpädagogen und Sprechwissenschaftler. 5. Auflage. Köln: Deutscher Ärzte-Verlag.

Nespital, U. (2008): Untersuchung des funktionellen Nachvollzugs der physiologischen und der unphysiologischen Gesangsstimme -bei funktionell bedingten Stimmstörungen. Dipl.-arbeit Universität Halle (Saale). (Mskr.).

Nespital, U. (2011): Mit Musik geht alles leichter. Kann Musik die Stimmtherapie effizienter machen? In: Sievert, U./Voigt-Zimmermann, S. (Hrsg.): Klinische Sprechwissenschaft. Aktuelle Beiträge aus Wissenschaft, Forschung und Praxis. Frankfurt a.M. u.a.: Peter Lang, 103-115.

Pahn, J./Pahn, E. (2000): Die Nasalierungsmethode. Roggentin u.a.: Matthias Oehmke.

Pétursson, M./Neppert, J.M.H. (2002): Elementarbuch der Phonetik. 3. Auflage. Hamburg: Helmut Buske-Verlag.

Piaget, J. (1969): Nachahmung, Spiel und Traum. Stuttgart: Klett.

Precht, R.D. (2007): Wer bin ich und wenn ja, wie viele? 3. Auflage. München: Goldmann-Verlag.

Prekop, J. (2002): Einfühlung oder Die Intelligenz des Herzens. 2. Auflage. München: Kösel-Verlag.

Pütz, W. (1997): Erfahrung durch die Sinne und Sinnerfahrung. Perspektiven für den Umgang mit Musik. In: Pütz, W. (Hrsg.): Musik und Körper. Band 11. Essen: Die Blaue Eule, 65-82.

Rizzolatti, G. / Sinigalia, C. / Griese, F.(2010): Empathie und Spiegelneurone: die neurologische Basis des Mitgefühls. Frankfurt a.M.: Suhrkamp.

Rohmert, W. (1989): Grundzüge des funktionalen Stimmtrainings. 5. Auflage. Köln: Otto-Schmidt-Verlag.

Saatweber, M. (2003): Der Einfluss der Bewegung auf die Stimme. In: Anders, Lutz-Christian./Hirschfeld, U. (Hrsg): Hallesche Schriften zur Sprechwissenschaft und Phonetik Band 12. Sprechsprachliche Kommunikation. Frankfurt a.M: Peter Lang, 311-318.

Scheler, M. (1973): Wesen und Formen der Sympathie. 6. Auflage. Band 7 (Originalausgabe 1912). Bern u.a.: Francke.

Schurian, Walter (1986): Psychologie ästhetischer Wahrnehmungen: Selbstorganisation und Vielschichtigkeit von Empfindung, Verhalten und Verlangen. Opladen: Westdeutscher Verlag.

Schwalbe, C. (1997): Regulatives Musiktraining und Körperwahrnehmung. In: Pütz, W. (Hrsg.): Musik und Körper. Band 11. Essen: Die Blaue Eule, 56-64.

Schlaffhorst, C./Andersen, H. (1928): Atmung und Stimme. Wolfenbüttel: Möseler.

Seashore, C.E. (1938): Psychology of Music. New York u.a: Dover Publ.

Sennfert, B. (1888) (Hrsg.): Deutsche Literaturdenkmale des 18. und 19. Jahrhunderts in Neudrucken. Über die bildende Nachahmung des Schönen von Karl Philipp Moritz. Heilbronn: Verlag von Gebr. Henninger.

Smith, S./Thyme, K. (1980): Die Akzentmethode und ihre theoretischen Voraussetzungen. Flensburg: Sozialpädagogischer Verlag.

Spearman, C. (1927): The Abilities of Man. Their nature and measurement. New York: Macmillan Company.

Spiecker-Henke, M. (1997): Leitlinien der Stimmtherapie. Stuttgart: Thieme

Spiecker-Henke, M. (2006): Motive in der Stimmbehandlung: In: Geissner, H. Das Phänomen Stimme. Imitation und Identität. 5. Stuttgarter Stimmtage 2004. St. Ingbert: Röhrig., 73-82.

Spitzer, M. (2004): Musik im Kopf. Hören, Musizieren, Verstehen und Erleben im neuronalen Netzwerk. 4. korrigierter Nachdruck der 1. Auflage. Stuttgart: Schattauer.

Steiner, R. (1980): Themen aus dem Gesamtwerk. 2: Sprechen und Sprache. Stuttgart: Verl.: Freies Geistesleben.

Stengel, I./Strauch, T. (1996): Stimme und Person. Personale Stimmentwicklung, Personale Stimmtherapie. Stuttgart: Klett-Cotta.

Thurstone, L.L. (1935): The Vectors of Mind. Multiple-factor analysis for the isolation of primary traits. Chicago: University of Chicago Press.

Titchener, n.n. (1909): Lectures on the Experimental Psychology of the Thought-Processes. New York: Macmillan.

Tomatis, A. (1995): Das Ohr und das Leben. Erforschung der seelischen Klangwelt. Solothurn u.a.: Walter.

Wendler, J./Seidner, W./ Eysholdt, U. (2005): Lehrbuch der Phoniatrie und Pädaudiologie. 4. Auflage. Stuttgart u.a.: Georg Thieme.

Wilda-Kiesel, A. (1981): Die konzentrative Entspannung. Eine Relaxationsmethode für die Physiotherapie. Lehrmaterial DDR. (Broschüre). 2. Auflage. Merseburg: Druck und Buch Merseburg.

Zur Lippe, R. (1997): Es ist der Leib, der die Musik macht. In: Pütz, W. (Hrsg.): Musik und Körper. Band 11. Essen: Die Blaue Eule, 43-55.

Musikstücke

Kreutzer, Conradin: „Ruhetal". In: Conradin Kreutzer-Lieder. ORFEO International Music GmbH. München. 1995

Schumann, Robert (1810-1856): „Hör´ ich das Liedchen klingen". In: Lieder Songs Vol. 1. Peter Schreier und Norman Shetler. Dichterliebe op.48 Liederkreis op. 24 Lieder nach Heine. Recording: Dresden. Studio Lukaskirche. 1972, 1974.

Schumann, Robert (1810-1856): „Morgens steh´ ich auf und frage". In: Lieder Songs Vol. 1.Peter Schreier und Norman Shetler. Dichterliebe op.48 Liederkreis op. 24 Lieder nach Heine. Recording: Dresden. Studio Lukaskirche. 1972, 1974.

Anhang

Fragebogen zur persönlichen Einschätzung der eigenen Musikalität

Name: .... Geschlecht: ....Alter: ....

01) Wie gerne hören Sie Musik?

	1	2	3	4	5	6	7	
sehr un-gern								sehr gern

02) Wie häufig hören Sie Musik?

	1	2	3	4	5	6	7	
sehr selten								sehr häufig

03) Wie wichtig ist Ihnen Musik?

	1	2	3	4	5	6	7	
sehr un-wichtig								sehr wichtig

04) Wie häufig singen oder summen Sie im Alltag?

	1	2	3	4	5	6	7	
nie								sehr häufig

05) Wie sehr mögen Sie klassischen Gesang?

	1	2	3	4	5	6	7	
gar nicht gern								sehr gern

06) Wie sicher und präzise können Sie vorgegebene Töne nachsingen?

	1	2	3	4	5	6	7	
gar nicht sicher und präzise								sehr sicher und präzise

07) Wie schätzen Sie Ihre gesanglichen Fähigkeiten nach folgenden Aspekten ein?

	1	2	3	4	5	6	7	
sehr schlecht								sehr gut
Tontreffend beim Singen								
Tonhaltevermögen								

Stimmklang								

08) Wie schätzen Sie insgesamt Ihre musikalischen Fähigkeiten ein?

	1	**2**	**3**	**4**	**5**	**6**	**7**	
sehr unmusikalisch								sehr musikalisch

09) Welche Art von Musik hören Sie gerne?

____

____

10) Haben Sie schon einmal in einem Chor gesungen oder Singen Sie zur Zeit in einem Chor?

Ja	**Nein**

10a) Wenn zutreffend: Wie viele Jahre umfasst Ihre Chorerfahrung und welcher Stimmgattung gehören Sie an?

____

____

11) Haben Sie schon einmal Gesangsunterricht bekommen oder erhalten Sie zur Zeit Gesangsunterricht?

Ja	**Nein**

11a) Wenn zutreffend: Wie viele Jahre umfasst Ihre Gesangserfahrung?

____

____

12) Spielen Sie ein Musikinstrument?

Ja	**Nein**

12a) Wenn zutreffend: Wie viele Jahre hatten Sie (bisher) Instrumentenunterricht?

____

____

Seashore-Test für musikalische Begabung

Seashore-Test für musikalische Begabung

Wohnort	
Datum	Alter Jahr Monat Geschlecht
Schulabschluss	

Lautstärke			
Rhythmus			
Tonlänge			
Klangfarbe			
Gedächtnis für Tonfolgen			

Notiere die Antworten untereinander, zuerst in Kolonne A, dann in Kolonne B usw.

Tonhöhe

	A	B	C	D	E
1	H T	H T	H T	H T	H T
2	H T	H T	H T	H T	H T
3	H T	H T	H T	H T	H T
4	H T	H T	H T	H T	H T
5	H T	H T	H T	H T	H T
6	H T	H T	H T	H T	H T
7	H T	H T	H T	H T	H T
8	H T	H T	H T	H T	H T
9	H T	H T	H T	H T	H T
10	H T	H T	H T	H T	H T

Rhythmus

	A	B	C
1	G V	G V	G V
2	G V	G V	G V
3	G V	G V	G V
4	G V	G V	G V
5	G V	G V	G V
6	G V	G V	G V
7	G V	G V	G V
8	G V	G V	G V
9	G V	G V	G V
10	G V	G V	G V

Die Antworten müssen deutlich angegeben werden.
Ungültige Antworten sind auszuradieren.

Lautstärke

	A	B	C	D	E
1	L S	L S	L S	L S	L S
2	L S	L S	L S	L S	L S
3	L S	L S	L S	L S	L S
4	L S	L S	L S	L S	L S
5	L S	L S	L S	L S	L S
6	L S	L S	L S	L S	L S
7	L S	L S	L S	L S	L S
8	L S	L S	L S	L S	L S
9	L S	L S	L S	L S	L S
10	L S	L S	L S	L S	L S

Klassen	Tonhöhe	Lautstärke	Rhythmus	Tonlänge	Klangfarbe	Gedächtnis für Tonfolgen
A						
B						
C						
D						
E						

Tonlänge

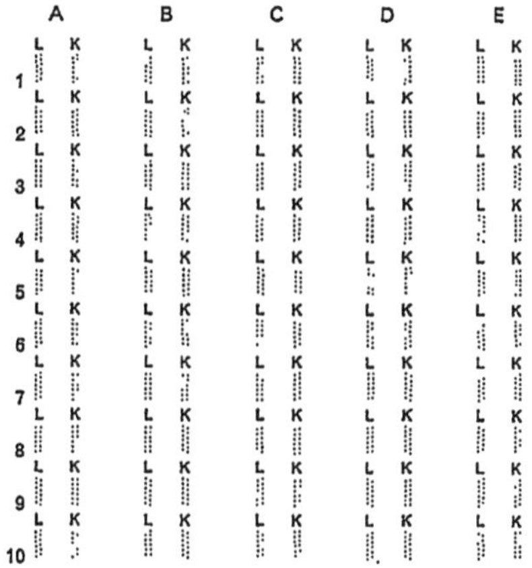

Gedächtnis für Tonfolgen

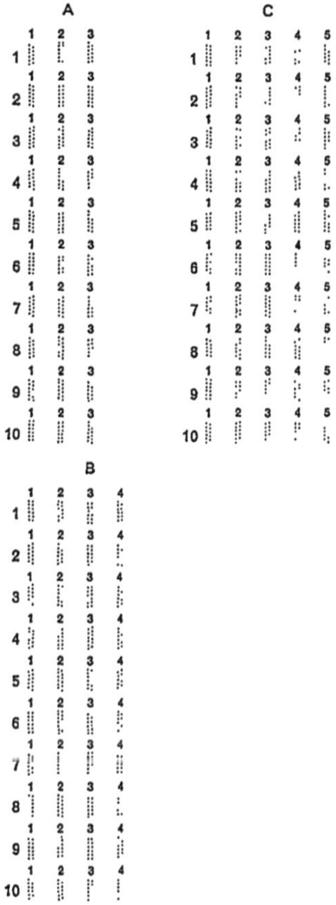

Klangfarbe

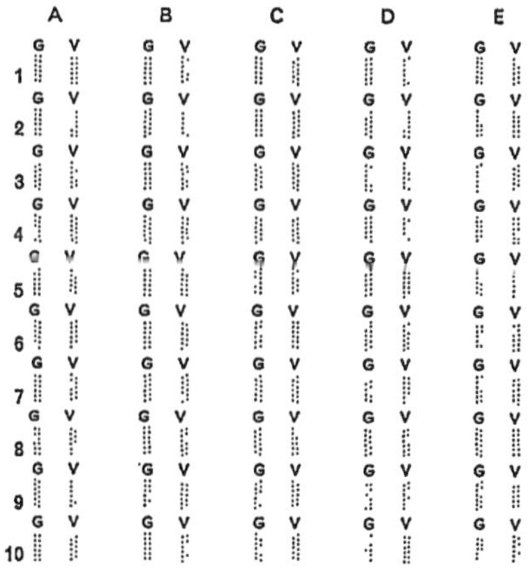

PITCH

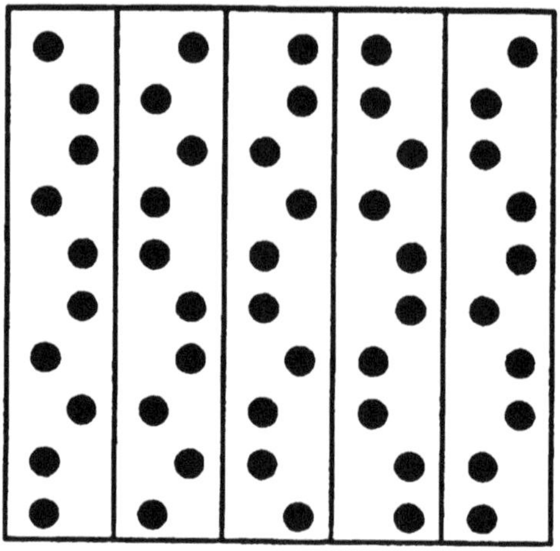

RHYTHM

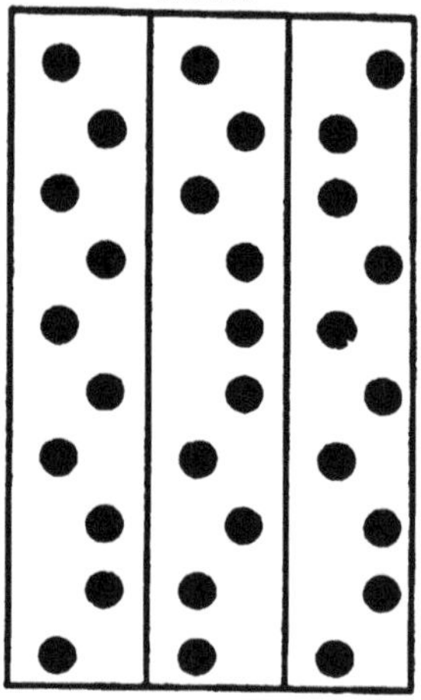

LOUDNESS

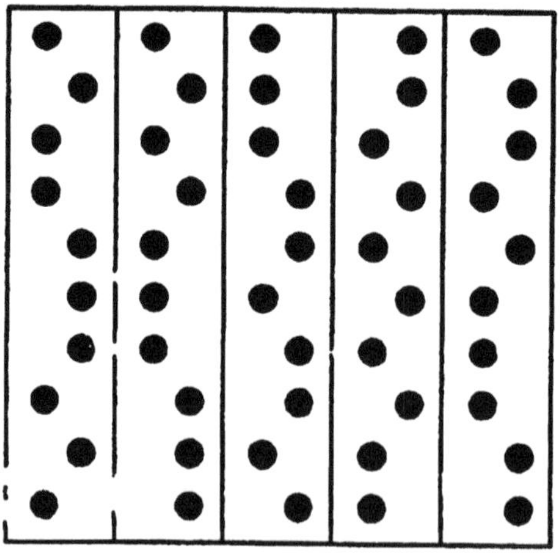

TIME

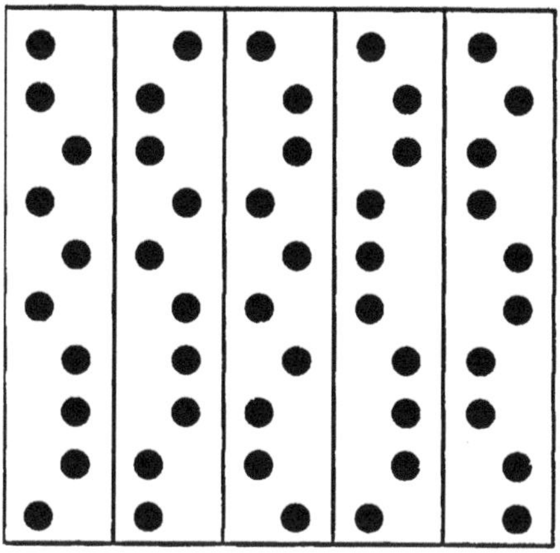

TONAL MEMORY

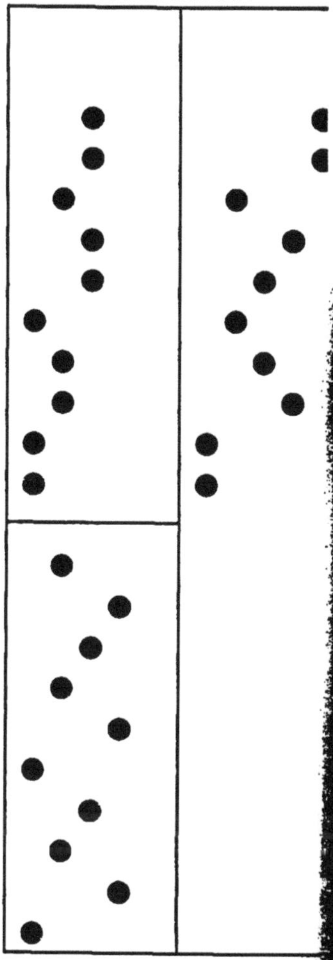

TIMBRE

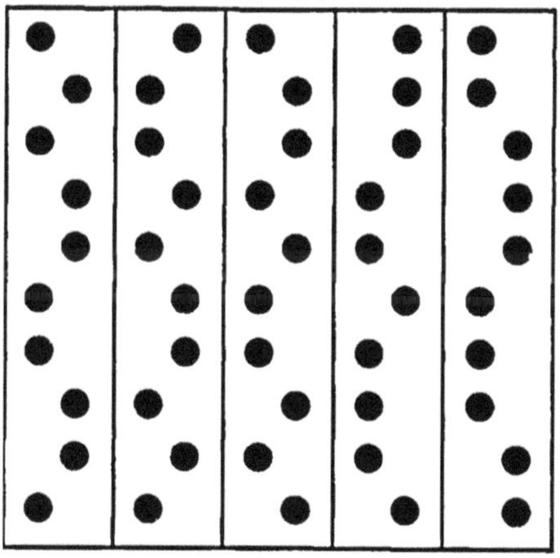

RBH-plus-System

L. Ch. Anders: **Auditive Stimmbeurteilung ("RBH-plus")**

Heiserkeit: RBH-System

		0 nicht	1 gering	2 mittelgr.	3 stark	Bemerkg.
1.	Heiserkeit					
2.	Rauigkeit					
3.	Behauchtheit					

Zusatzmerkmale:

4.	Knarren					
5.	Kippeln					
6.	Diplophonie					
7.	aphon. Einsch.					

8. Pathologische Einsätze

Häufigkeit	0 nicht	1 selten	2 zieml. häufig	3 häufig	Bemerkg.
8.1. gepresst					
8.2. behaucht					
8.3. knarrend					
8.4. elidiert					

9. Pathologische Absätze

Häufigkeit	0 nicht	1 selten	2 zieml. häufig	3 häufig	Bemerkg.
9.1. gepresst					
9.2. behaucht					
9.3. knarrend					
9.4. elidiert (aphon.)					

Häufigkeit	0 nicht	1 selten	2 zieml. häufig	3 häufig	Bemerkg.
10. falsches Register					

		zu gering/ zu tief	etw. zu gering/ zu tief	normal	etw. (zu) groß/ zu hoch	(zu) groß/ zu hoch
11.	Gespanntheit					
12.	Nasalität					
13.	Klangfülle					
14.	MSL					

15.	„sängerische/ sprecherische Qualität: allgemeiner Eindruck“	1 sehr schlecht	2	3	4	5	6	7	8	9	10 sehr gut

Quelle:

Anders, L. Ch. (2000): Klassifizierungssysteme zur Stimmklangbewertung in der klinischen Praxis. In: Geissner, H. K. (Hrsg.): Stimmen hören. 2. Stuttgarter Stimmtage 1998. Akademie für gesprochenes Wort. Röhrig Universitätsverlag. St. Ingbert. 21 – 28

Übungstext: Der Nordwind und die Sonne

Einst stritten sich Nordwind und Sonne, wer von ihnen beiden wohl der Stärkere wäre, als ein Wanderer, der in einen warmen Mantel gehüllt war, des Weges daherkam. Sie wurden einig, dass derjenige für den Stärkeren gelten sollte, der den Wanderer zwingen würde, seinen Mantel abzunehmen. Der Nordwind blies mit aller Macht, aber je mehr er blies, desto fester hüllte sich der Wanderer in seinen Mantel ein. Endlich gab der Nordwind den Kampf auf. Nun erwärmte die Sonne die Luft mit ihren freundlichen Strahlen, und schon nach wenigen Augenblicken zog der Wanderer seinen Mantel aus. Da musste der Nordwind zugeben, dass die Sonne von ihnen beiden der Stärkere war.

Hallesche Schriften zur Sprechwissenschaft und Phonetik

Herausgegeben von Lutz Christian Anders, Ines Bose, Ursula Hirschfeld, Eva-Maria Krech, Baldur Neuber und Eberhard Stock

Bände 1–15 herausgegeben von Eva-Maria Krech und Eberhard Stock
Bände 16–32 herausgegeben von Lutz Christian Anders, Ursula Hirschfeld, Eva-Maria Krech und Eberhard Stock

Band 1 Eva-Maria Krech / Eberhard Stock (Hrsg.): Beiträge zur deutschen Standardaussprache. Bericht von der 16. Sprechwissenschaftlichen Fachtagung 1994 an der Martin-Luther-Universität Halle-Wittenberg. Zum Gedenken an Hans Krech. 1996.

Band 2 Eva-Maria Krech / Eberhard Stock (Hrsg.): Sprechen als soziales Handeln. Festschrift zum 70. Geburtstag von Geert Lotzmann. 1997.

Band 3 Eva-Maria Krech / Eberhard Stock (Hrsg.): Sprechwissenschaft – Zu Geschichte und Gegenwart. Festschrift zum 90jährigen Bestehen von Sprechwissenschaft/Sprecherziehung an der Universität Halle. 1999.

Band 4 Yvonne Anders: Merkmale der Melodisierung und des Sprechausdrucks ausgewählter Dichtungsinterpretationen im Urteil von Hörern. Sprechwissenschaftlich-phonetische Untersuchungen. 2001.

Band 5 Margret Bräunlich / Baldur Neuber / Beate Rues (Hrsg.): Gesprochene Sprache – transdisziplinär. Festschrift zum 65. Geburtstag von Gottfried Meinhold. 2001.

Band 6 Eva-Maria Krech (Hrsg.): Sprach-, Sprech- und Stimmstörungen – interdisziplinäre Kooperation in der Therapie. Festschrift zum 65. Geburtstag von Volkmar Clausnitzer. 2002.

Band 7 Baldur Neuber: Prosodische Formen in Funktion. Leistungen der Suprasegmentalia für das Verstehen, Behalten und die Bedeutungs(re)konstruktion. 2002.

Band 8 Eberhard Stock / Ludmila Veličkova: Sprechrhythmus im Russischen und Deutschen. 2002.

Band 9 Ines Bose: *dóch da sín ja' nur mûster //.* Kindlicher Sprechausdruck im sozialen Rollenspiel. 2003.

Band 10 Eva-Maria Krech / Eberhard Stock (Hrsg.): Gegenstandsauffassung und aktuelle phonetische Forschungen der halleschen Sprechwissenschaft. 2003.

Band 11 Wieland Kranich: Phonetische Untersuchungen zur Prosodie emotionaler Sprechausdrucksweisen. 2003.

Band 12 Lutz Christian Anders / Ursula Hirschfeld (Hrsg.): Sprechsprachliche Kommunikation. Probleme, Konflikte, Störungen. 2003.

Band 13 Kati Hannken-Illjes: Gute Gründe geben. Ein sprechwissenschaftliches Modell argumentativer Kompetenz und seine didaktischen und methodischen Implikationen. 2004.

Band 14 Annaliese Benkwitz: Kontrastive phonetische Untersuchungen zum Rhythmus. Britisches Englisch als Ausgangssprache – Deutsch als Zielsprache. 2004.

Band 15 Norbert Gutenberg (Hrsg.): Schreiben und Sprechen von Hörfunknachrichten. Zwischenergebnisse sprechwissenschaftlicher Forschung. 2005.

Band 16 Christiane Ulbrich: Phonetische Untersuchungen zur Prosodie der Standardvarietäten des Deutschen in der Bundesrepublik Deutschland, in der Schweiz und in Österreich. 2005.

Band 17 Christiane Miosga: Habitus der Prosodie. Die Bedeutung der Rekonstruktion von personalen Sprechstilen in pädagogischen Handlungskontexten. 2006.

Band 18 Ursula Hirschfeld / Lutz Christian Anders (Hrsg.): Probleme und Perspektiven sprechwissenschaftlicher Arbeit. 2006.

Band 19 Ramona Benkenstein: Vergleich objektiver Verfahren zur Untersuchung der Nasalität im Deutschen. 2007.

Band 20 Beate Wendt: Analysen emotionaler Prosodie. 2007.

Band 21 Uwe Hollmach: Untersuchungen zur Kodifizierung der Standardaussprache in Deutschland. 2007.

Band 22 Ines Bose (Hrsg.): Sprechwissenschaft. 100 Jahre Fachgeschichte an der Universität Halle. 2007.

Band 23 Ute Gonnermann: Quantifizierbare Verfahren zur Bewertung von Dysphonien. Auditiv-perzeptive Heiserkeitsbeurteilung, apparative Stimmdiagnostik und Selbsteinschätzung der Stimme. 2007.

Band 24 Mariam Hartinger: Untersuchungen der Sprechmotorik von Polterern mit Hilfe der Elektromagnetischen Mediosagittalen Artikulographie (EMMA). 2008.

Band 25 Beate Redecker: Persuasion und Prosodie. Eine empirische Untersuchung zur Perzeption prosodischer Stimuli in der Werbung. 2008.

Band 26 Kerstin Reinke: Zur Wirkung phonetischer Mittel in sachlich intendierter Sprechweise bei Deutsch sprechenden Russen. 2008.

Band 27 Johanna Steinberg: Geflüsterte Plosive. Eine akustische Untersuchung zum Stimmhaftigkeitskontrast bei Plosiven im Deutschen. 2008.

Band 28 Cordula Hunold: Untersuchungen zu segmentalen und suprasegmentalen Ausspracheabweichungen chinesischer Deutschlernender. 2009.

Band 29 Swetlana Nossok: Kontrastive phonologische und phonetische Analyse Weißrussisch-Deutsch und Analyse interferenzbedingter Ausspracheabweichungen. 2009.

Band 30 Lutz Christian Anders / Ines Bose (Hrsg.): Aktuelle Forschungsthemen der Sprechwissenschaft 1. Sprach-, Sprech- und Stimmstörungen / Sprache und Sprechen von Hörfunknachrichten. 2009.

Band 31 Ursula Hirschfeld / Baldur Neuber (Hrsg.): Aktuelle Forschungsthemen der Sprechwissenschaft 2. Phonetik, Rhetorik und Sprechkunst. 2009.

Band 32 Cordula Schwarze: Formen und Funktionen von Topoi im Gespräch. Eine empirische Untersuchung am Schnittpunkt von Argumentationsforschung, Gesprächsanalyse und Sprechwissenschaft. 2010.

Band 33 Ursula Hirschfeld / Eberhard Stock (Hrsg.): Sprechwissenschaftlich-phonetische Untersuchungen zur interkulturellen Kommunikation Russisch–Deutsch. 2010.

Band 34 Elena Travkina: Sprechwissenschaftliche Untersuchungen zur Wirkung vorgelesener Prosa (Hörbuch). 2010.

Band 35 Ulrike Sievert / Susanne Voigt-Zimmermann (Hrsg.): Klinische Sprechwissenschaft. Aktuelle Beiträge aus Wissenschaft, Forschung und Praxis. 2011.

Band 36 Hans Krech: Beiträge zur Sprechwissenschaft I. Ausgewählte Schriften zur Therapie von Stimm-, Sprech-, Sprach- und Atmungsstörungen. Herausgegeben von Eva-Maria Krech. Mit einem Beitrag von Lutz Christian Anders. Mit einer Audio-CD. 2011.

Band 37 Hans Krech: Beiträge zur Sprechwissenschaft II. Die Behandlung gestörter S-Laute. Sprechkundliche Beiträge zur Therapie der Sigmatismen. Herausgegeben von Eva-Maria Krech. Mit einem Beitrag von Volkmar und Renate Clausnitzer. 2011.

Band 38 Hans Krech: Beiträge zur Sprechwissenschaft III. Ausgewählte Schriften zur Phonetik, zum Sprechen von Dichtungen und zur Fachgeschichte. Herausgegeben von Eva-Maria Krech. 2013.

Band 39 Ines Bose / Baldur Neuber (Hrsg.): Interpersonelle Kommunikation: Analyse und Optimierung. 2011.

Band 40 Gottfried Meinhold / Baldur Neuber (Hrsg.): Irmgard Weithase – Grenzgänge. 2011.

Band 41 Angelika Braun / Christa M. Heilmann: SynchronEmotion. 2012.

Band 42 Sejin Park: Ausspracheabweichungen bei koreanischen Deutschlernenden und Empfehlungen für Ausspracheübungen. 2013.

Band 43 Lutz Christian Anders / Ines Bose / Ursula Hirschfeld / Baldur Neuber (Hrsg.): Aktuelle Forschungsthemen der Sprechwissenschaft 3. Phonetik, Rhetorik, Sprechkunst, Sprach- und Stimmstörungen. 2013.

Band 44 Ulrike Nespital: Wirkungen des funktionellen Nachvollzugs physiologischer Gesangsstimmen auf die Qualität der Sprechstimme. 2013.

www.peterlang.de

www.ingramcontent.com/pod-product-compliance
Ingram Content Group UK Ltd.
Pitfield, Milton Keynes, MK11 3LW, UK
UKHW041119041026
8980IPUK00024B/19

9 783631 626160